O REFÉM EMOCIONAL

RESGATE SUA VIDA AFETIVA

Dados Internacionais de Catalogação na Publicação (CIP)
(Câmara Brasileira do Livro, SP, Brasil)

Cameron-Bandler, Leslie
  O refém emocional : resgate sua vida afetiva / Leslie Cameron-Bandler, Michael Lebeau; [tradução de Heloísa Martins-Costa]. - São Paulo : Summus, 1993.

  Bibliografia.
  ISBN 978-85-323-0397-4

1. Emoções I. Lebeau, Michael. II. Título.

92-2936   CDD-152.4

Índices para catálogo sistemático:
1. Emoções: Posologia   152.4

www.summus.com.br

Compre em lugar de fotocopiar.
Cada real que você dá por um livro recompensa seus autores
e os convida a produzir mais sobre o tema;
incentiva seus editores a encomendar, traduzir e publicar
outras obras sobre o assunto;
e paga aos livreiros por estocar e levar até você livros
para a sua informação e o seu entretenimento.
Cada real que você dá pela fotocópia não autorizada de um livro
financia o crime
e ajuda a matar a produção intelectual de seu país.

O REFÉM EMOCIONAL

RESGATE SUA VIDA EMOCIONAL

LESLIE CAMERON-BANDLER
MICHAEL LEBEAU

summus
editorial

Do original em língua inglesa
THE EMOTIONAL HOSTAGE
Rescuing Your Emotional Life
Copyright © 1986, FuturePace, Inc., por acordo com a Real People Press
Direitos desta tradução adquiridos por Summus Editorial

Tradução: **Heloísa Martins-Costa**
Revisão técnica: **Renata Riecken**,
*psicóloga, master em NLP, autorizada pela
FuturePace, Inc., para divulgação deste material.*
Capa: **May Shuravel Berger**

Summus Editorial
Departamento editorial:
Rua Itapicuru, 613 – 7º andar
05006-000 – São Paulo – SP
Fone: (11) 3872-3322
Fax: (11) 3872-7476
http://www.summus.com.br
e-mail: summus@summus.com.br

Atendimento ao consumidor:
Summus Editorial
Fone: (11) 3865-9890

Vendas por atacado:
Fone: (11) 3873-8638
Fax: (11) 3873-7085
e-mail: vendas@summus.com.br

Impresso no Brasil

Sumário

1. O refém emocional 7
2. Um mundo de escolhas emocionais 23
3. As emoções são a fonte 31
4. A estrutura das emoções 47
5. As peças do quebra-cabeça 55
6. Como direcionar as emoções 87
7. Como selecionar as emoções 97
8. Como ter acesso às emoções 111
9. Como expressar as emoções 133
10. Como utilizar as emoções 149
11. Prevenção 169
12. Expectativa 179
    Resumo dos procedimentos 183
    Bibliografia 195

Este livro é dedicado com respeito e carinho a Wally Aron, Jessie Wood, Dan Chabot, Becky Pigott, e Howard ("Nemo") Nemerovski.

1 O refém emocional

Vivíamos um conto de fadas. Pelo menos, era o que pensavam nossas famílias, amigos, colegas e alunos. Como prova, apontavam nosso sucesso profissional, nossa casa encantadora, nosso filho alegre e o amor romântico e apaixonado que tínhamos um pelo outro. Mas, por trás das armadilhas do sucesso profissional, oculta das pessoas que nos cercavam, nossa vida era um tormento. Éramos reféns de uma força poderosa e pouco compreendida: nossas emoções. Nas primeiras tentativas para nos libertar delas, aprendemos a dar valor à seriedade da nossa luta. Também descobrimos que não estávamos sozinhos.

Todos nós somos, de uma maneira ou de outra, reféns de nossas emoções. Algumas pessoas sentem-se presas e reprimidas por temerem a intensidade da sensação de incapacidade, tristeza, mágoa e rejeição. Para essas pessoas, as emoções são como um terreno minado. Elas passam pela vida pisando nas pontas dos pés, tentando evitar sentimentos perigosos. Ao primeiro sinal de uma forte reação emocional, se retraem. Evitam situações carregadas emocionalmente, como discutir com o companheiro, visitar um doente canceroso ou um amigo deprimido. Para se pouparem da dor e da rejeição, evitam o contato mais íntimo com outras pessoas. Fogem também dos desafios profissionais. Somente assim evitam surpresas desagradáveis, como a impressão de incapacidade. Essas pessoas evitam grandes áreas da vida, assim como outras evitam ver filmes de terror. Nesse processo, deixam de experimentar muitas coisas valiosas da vida.

Outras pessoas jamais conseguem expressar seu potencial porque suas emoções como medo, incapacidade e dúvida, impedem-nas de tomar uma decisão e correr um risco. Como reféns de suas emoções, estão como que paralisadas. Uma mulher solitária se acha tímida e evita a companhia de outras pessoas. A mãe desempregada sente-se incapaz e se comporta de maneira estúpida, apesar de ser inteligente. O adolescente teme fracassar ou fazer um papel ridículo: assim, deixa de aprender novas habilidades, como dançar, falar em público ou desenhar. Uma dona de casa de meia-idade sente-se insegura e jamais sai dos limites do lar, mesmo que sinta tédio e ressentimento.

Muitas pessoas são vítimas de seqüestros constantes praticados por suas emoções. As emoções fortes as abatem, como uma série de ondas, afastando-as dos pensamentos ou atividades em que estavam envolvidas. Finalmente, elas desistem de atingir seus objetivos. Outras são seduzidas pela sensação de conforto que lhes trazem algumas poucas emoções familiares. Tornam-se cegas à grande gama de colorido, matiz e sombra da paleta de emoções que de direito nato pertence a todo ser humano. O preço que pagam por isso é uma vida profundamente empobrecida.

Há pessoas que são escravas das emoções de outras pessoas. Uma de nossas clientes se enquadrava nesse caso. Se seu marido estava confiante em fechar um negócio, ela se sentia aliviada. Enquanto os filhos estivessem contentes, ela também estaria. Se sua melhor amiga achava que podia salvar seu casamento, nossa cliente ficava descansada. Sua capacidade de sentir emoções dependia inteiramente das reações das outras pessoas. Seu equilíbrio emocional dependia do humor dos outros. Cada vez que o humor das outras pessoas mudava, o que acontece com freqüência, era como se lhe tivessem puxado o tapete debaixo dos pés. Passava grande parte do seu tempo tentando melhorar o humor dos outros, para que também pudesse ter um momento de prazer. Parecia um equilibrista tentando manter quinze pratos na ponta de uma vara — o dia inteiro, todos os dias. Não é de surpreender que dissesse estar sempre lutando para manter o equilíbrio.

Em seus esforços para eliminar a dor de certas emoções desagradáveis ou para conseguir um estado de prazer, algumas pessoas tornam-se escravas das drogas. Heroína, cocaína, maconha, álcool, açúcar, anfetaminas, calmantes, nicotina e cafeína são substâncias que alteram o humor. Quem as utiliza está fazendo um esforço deliberado para mudar ou ter acesso a certas emoções. Porém, no caminho, tornam-se reféns das drogas. A escolha e o controle da situação são intercambiadas pela dependência.

Há ainda outro tipo de pagamento que muitos de nós efetuamos pelas emoções desagradáveis que sentimos. Está clinicamente provado que algumas doenças fisiológicas são o resultado da sujeição crônica a emoções como medo, humilhação, preocupação, pressão, raiva, sensação de incapacidade, desamparo, entre outras. Depois de certo tempo, essas emoções podem gerar níveis perigosos de *stress*, que levam à pressão alta, úlceras, doenças cardíacas e outros distúrbios degenerativos.

Em seu livro *Is It Worth Dying For?*, o dr. Robert S. Eliot descreve os resultados de suas pesquisas como especialista cardiovascular, para tentar determinar por que os funcionários do centro aeroespacial de Cabo Canaveral tinham mais infartos do que a média da população.

"Descobri que o problema não era causado pelo disparo dos foguetes, mas pela demissão dos funcionários. O governo passara a considerar a corrida espacial uma prioridade menor, e cada vez que um lançamento era bem-sucedido, 15 por cento dos trabalhadores que haviam participado dele eram despedidos... Exames físicos e laboratoriais feitos nos engenheiros do centro de lançamento demonstraram que não havia nenhuma taxa excepcional de fatores de risco de doenças cardíacas. Mas descobri um sentimento geral de *ansiedade, depressão, desespero e desamparo*." (grifo nosso) (p. 15)

O *stress* causado pelo medo constante de perder o emprego — e a segurança e o prestígio inerentes a ele — criou uma população que tinha as mais altas taxas de "alcoolismo, ingestão de drogas, divórcio e mortes súbitas por ataque cardíaco". O dr. Eliot descreve em seguida os estudos realizados em laboratório com vários tipos de animais, que demonstram que há uma ligação direta e significativa entre o *stress* emocional e o bem-estar físico.

"Um dos casos mais expressivos do efeito adverso do *stress* de longa duração é o que chamo de 'fator de risco de 4,5 metros' de doenças cardíacas. O babuíno *Hamadrias* demonstra um apego emocional por sua companheira que dura toda a vida. Pesquisadores russos retiraram os machos e os colocaram a uma certa distância — talvez 4,5 metros —, em uma jaula separada, mas à vista de suas companheiras. Um outro macho foi colocado na jaula da fêmea. O babuíno isolado era obrigado a ver sua parceira com seu novo companheiro. Ele não podia fazer nada para mudar a situação e tinha que suportá-la. Sem que houvesse qualquer alteração na dieta alimentar, ou qualquer outro fato extra, em seis meses os babuínos passaram a apresentar todos os sintomas das doenças cardíacas encontradas no mundo industrial moderno: alguns apresentaram pressão alta, outros tiveram infartos, e outros ainda morreram de ataques cardíacos fulminantes.

Animais não são seres humanos, sem dúvida, mas é provável que também nos homens, a partir de uma sensação de desespero, de desesperança, possa surgir um nível de *stress* químico que acabe com a resistência física. Foi isso que aconteceu com os engenheiros aeroespaciais de Cabo Canaveral." (pp. 16 e 17)

Existem muitas maneiras de se tornar um refém, sendo mantido preso e prejudicado por nossas emoções, mas o resultado é sempre o mesmo. Os reféns emocionais passam grande parte de suas vidas a serviço de suas emoções, sacrificando suas vidas pelas emoções, em vez de colocar as emoções a serviço de suas vidas. Como o leitor poderá verificar, nós — os autores deste livro — também estávamos presos, de maneiras diferentes, por nossas emoções. Leslie tinha pouca escolha sobre as emoções que iria sentir a cada momento, não conseguia prever o que viria a seguir e não tinha como se proteger. Vivia uma realidade emocional tão intensa quanto ditatorial. O medo de Michael em relação a emoções desagradáveis levou-o a desenvolver uma personalidade temperamental e violenta, ao mesmo tempo que hesitante e retraída. Quando ele sentia mágoa, raiva ou rejeição, entrava numa espiral descendente que o mantinha nesse estado doloroso durante semanas e até meses. Isso o deixava desesperado, dependente e se sentindo a vítima dos males do mundo.

Este livro conta o que fizemos para nos libertar da prisão das exigências e caprichos das nossas emoções, após passar anos pagando involuntariamente um preço alto demais. A jornada começa com a conscientização de como nossas emoções podem nos manter prisioneiros a serviço de resultados contrários ao nosso bem-estar; daí, passa-se a um patamar de compreensão de como e por que as emoções são criadas elevando o nível de competência pessoal a ser usada na seleção, expressão e uso das emoções, e se finaliza com uma visão futurística em que todos os seres humanos possam sentir a liberdade e o poder de escolher as emoções.

Nosso objetivo ao escrever este livro foi indicar o caminho dessa estrada do futuro, para ajudar as pessoas a resgatarem suas vidas emocionais. Nas páginas a seguir proclamamos o valor e o prazer inerente às emoções e indicamos o preço cobrado por emoções inadequadas não controladas. Cada capítulo contém dicas, diretrizes e técnicas a serem usadas com resultados imediatos. Ao terminar de ler este livro, o leitor terá aprendido a quebrar as cadeias emocionais que o aprisionam. A decisão de se libertar dependerá de cada um. Podemos indicar a direção certa a seguir e fornecer mapas, instruções e orientações para se alcançar o destino final. Mas saber que se pode ter liberdade e poder através da escolha emocional não é o mesmo que ter escolhas emocionais. A decisão de tomar a estrada dependerá de cada pessoa. Ao fazê-lo, ela deixará de ser um instrumento de suas emoções. Ao contrário, terá todos os instrumentos necessários para colocar suas emoções a serviço de seus objetivos pessoais e profissionais.

Porém, antes de indicar o caminho, gostaríamos de contar o que aconteceu conosco. (No capítulo 3, explicaremos com maiores detalhes o que queremos dizer com o termo "emoções". Agora, enquanto contamos um pouco mais a nosso respeito e apresentamos alguns dos conceitos com os quais estaremos lidando neste livro, utilizaremos a seguinte definição de "emoções": toda experiência completa subjetiva em um momento específico.)

O resgate de um refém emocional: Michael apresenta Leslie

Em 1982, aos 32 anos, Leslie era uma pesquisadora, terapeuta, professora e autora de sucesso. Sua área de estudo era a comunicação e mudança pessoal. As técnicas que ela ajudou a desenvolver para melhorar o estilo das comunicações e produzir mudanças pessoais foram adotadas por dezenas de milhares de psicólogos e conselheiros. Ela teve um papel importante na criação de uma rede internacional de centros de treinamento. Seus livros eram usados no treinamento de terapeutas e foram responsáveis por mudanças significativas na capacidade desses terapeutas de obter resultados positivos com seus clientes. Educadores e homens de negócios começaram a aplicar sua metodologia em seus campos de ação, e como resultado milhares de pessoas passavam a usufruir os efeitos gratificantes das mudanças pessoais. Seja através do seu trabalho ou de suas amizades, as pessoas gozavam os benefícios da inteligência, dedicação e compaixão de Leslie.

Ela podia ser considerada um sucesso profissional. Era admirada e respeitada não apenas pelo seu trabalho, mas também pela forma como colocava em prática seus ensinamentos no contato com as outras pessoas. Muitos de seus alunos, amigos e colegas usavam-na como modelo. Mas só ela sabia de uma coisa: sua vida emocional era extremamente confusa.

A maioria das pessoas passa por vários estados emocionais a cada dia. Algumas chegam a sentir mais de doze emoções diferentes em um único dia. Mas Leslie chegava a ser afetada por doze ou mais emoções em uma única hora. E a cada mudança de emoção correspondia uma mudança de comportamento. Isso fazia com que às vezes ela tivesse reações contraditórias em circunstâncias idênticas. Por exemplo, sempre que descobria que Mark, nosso filho de treze anos, não havia cumprido alguma tarefa — o que acontece com freqüência com crianças dessa idade —, sua reação variava de acordo com seus sentimentos naquele momento. Se estivesse cansada após um dia especialmente duro, irrompia em um ataque verbal furioso sobre o comportamento irresponsável de Mark — para se desculpar poucos minutos depois. Se estivesse em uma maré generosa, seria compreensiva, solidária até, inventando desculpas para ele, e no final acabava fazendo a obrigação dele.

No trabalho, Leslie reagia a exigências e incidentes semelhantes como se fossem inconveniências, oportunidades, crises, obrigações ou imposições, dependendo do humor do momento: preocupada, ambiciosa, ansiosa, responsável ou desanimada. Seus colaboradores tinham dificuldade de formular uma estratégia ou de se preparar de maneira adequada, pois nunca sabiam qual das suas variadas opiniões estaria prevalecendo naquele dia, ou hora. E Mark não estava aprendendo a relação entre as ações do presente e as conseqüências futuras, como gostaríamos que acontecesse. E como poderia, diante das reações variadas e contraditórias de sua mãe? Em quase todas as áreas de sua vida, eram suas emoções rapidamente mutáveis, e não os resultados que ela desejava, que controlavam suas reações.

Por outro lado, nunca havia um momento de tédio quando Leslie estava por perto. É verdade que casar-se com ela era como almoçar dentro do primeiro vagão de um trem de montanha-russa. Mas sempre soube que da mesma forma que, como acontecia com as manifestações meteorológicas das montanhas Rochosas, se eu não gostasse da atitude emocional de Leslie, tudo o que tinha a fazer era esperar que ela passasse no momento seguinte.

Um dos aspectos da vida emocional de Leslie era consistente. Qualquer que fosse a situação, ou a emoção que ela estivesse sentindo, qualquer que fosse a emoção mais adequada para guiar seu comportamento numa determinada situação, o que ela desejava sentir, e o que estava tentando sentir, "valia a pena". Infelizmente, sua possibilidade de se dar valor dependia da sua capacidade de tornar as pessoas ao seu redor mais felizes e realizadas — quer isso fosse ou não adequado e útil. E quase nunca o era. Se um de seus assistentes cometesse um erro, Leslie tentava fazê-lo sentir-se melhor — ao passo que a segurança, a curiosidade, a responsabilidade e a determinação poderiam ser mais adequados para avaliar e corrigir o erro, evitando problemas semelhantes no futuro. Quando participantes de seminário, amigos ou colegas pediam-lhe algo, Leslie fazia o possível para satisfazê-los, quer isso tivesse ou não sentido em relação a suas preferências ou objetivos preestabelecidos. Se eles queriam algo, e ela pudesse lhes dar, eles ficariam felizes e ela se sentiria "útil". Se Mark não estivesse com vontade de cumprir suas obrigações, ela passaria horas tentando manipular a situação, para que ele se sentisse contente em realizar as tarefas, em vez de fazê-lo sentir-se responsável, engajado ou conformado. Se esse estratagema não dava certo, ela resolveria sua frustração liberando-o de suas obrigações e mandando-o brincar. Essa solução o fazia sentir-se feliz — ele conseguira o que queria. E ela também se sentia bem, pelo menos até o próximo incidente. Nesse ínterim, Mark se tornou perito em criar uma ligação entre sensação de felicidade e o trabalho a ser feito.

A compulsão de Leslie em ser a responsável pela felicidade de todos ao seu redor — e o talento que ela desenvolveu nesse sentido — era conveniente enquanto ela exercia a função de terapeuta, criava uma linha mestra nos seminários dos quais participava e era fantástica em reuniões sociais. Mas, em outras situações, como reuniões de negócios, onde outros critérios são geralmente mais importantes, sua atitude dava uma sensação de desperdício e improdutividade. A maior perda dizia respeito a relacionamentos negativos. A única preocupação de Leslie ao contratar um funcionário, a lhe dar ordens, ou quando escolhia novos amigos ou se relacionava com os antigos, era: "Será que posso fazê-los felizes?" Se ela pudesse, tudo estava ótimo. Se não, ela se sentia uma fracassada. E isso a fazia sentir-se desanimada, o que não podia tolerar. Sem dúvida, Leslie criou nas outras pessoas uma expectativa de que ela seria sua chave da felicidade, ou qualquer outra coisa que as pessoas desejassem que fosse. Quando essa expectativa era misturada a um profundo desapontamento e ao seu sentimento de fracasso, conflitos insolúveis apareciam imediatamente. Os conflitos alteravam e chegavam a destruir grande parte dos seus relacionamentos. Isso era inevitável. As pessoas não estão felizes o tempo todo. Nem se deve esperar que estejam. Como todos os reféns emocionais, Leslie se encontrava presa a padrões de comportamento ditados por suas emoções. E a prova de seu talento, energia e compromisso era que, mesmo com o preço que estava pagando em termos de eficiência, ela conseguia fazer tudo o que se propunha. E talvez ela tivesse continuado assim a vida toda, se os conflitos com amigos, funcionários, parceiros de negócios e com Mark não tivessem atingido um limite. O tempo e o acúmulo de irritações tiveram seu preço, e suas reações injustificadas se tornaram intoleráveis para mim. Suas ações freqüentemente violavam meus padrões de responsabilidade e criavam confusões e distúrbios constantes em nossa vida — muitas vezes eu era o responsável por consertar as confusões. Minha paciência e determinação estavam desgastando-se pelos ventos emocionais em constante mutação. Se a situação não mudasse, nosso casamento estaria em perigo — ambos sabíamos disso.

Felizmente, somos peritos em descobrir padrões e criar métodos eficientes de mudança pessoal. Assim que nos demos conta da influência que as emoções estavam exercendo sobre a experiência de Leslie (e sobre a minha também), dedicamo-nos a pesquisar as emoções e a desenvolver um conjunto eficiente de diretrizes e técnicas para controlar nossas vidas emocionais. Fomos bem-sucedidos nessa tarefa, não sem antes descobrir que as emoções estão entre os aspectos menos compreendidos da experiência humana.

Por exemplo, a maioria das pessoas acha que as emoções são incontroláveis. Uma emoção seria um hóspede incômodo que aparece sem ter sido convidado, ocupa a casa e não é nada discreto. Uma emoção é algo a suportar ou usufruir, dependendo de sua natureza ou das circunstâncias externas. Entretanto, as mesmas pessoas que acham que as emoções independem da sua vontade *escolherão* uma maneira de se *comportar* e lutarão, com mais ou menos sucesso, para levar adiante esses comportamentos. Mas, como não tiveram oportunidade de aprender, não saberão escolher a maneira de se sentir. Ainda assim, como mostraremos nos capítulos a seguir, o comportamento é um *subproduto* das emoções. A maneira mais fácil e eficiente de se ter os comportamentos desejados — desde dizer um simples "obrigado" até selecionar uma refeição com baixo teor calórico, ou passar por uma avaliação cuidadosa de uma objeção antes de reagir durante uma negociação — é selecionar e ter acesso à emoção adequada. Sentir-se agradecido ou satisfeito leva *naturalmente* a um sincero "obrigado". Sentir-se determinado a ter boa saúde leva *naturalmente* a escolher e ingerir alimentos saudáveis. Quando a pessoa combina uma mistura de curiosidade, paciência e cuidado a respeito de uma oportunidade que pode ser perdida, ela avaliará *cada* passo da negociação.

Como será demonstrado nos capítulos 6, 7 e 8, uma parte importante na realização da escolha emocional depende de selecionar e ter acesso à melhor emoção no momento, quando se quiser e precisar dela. Os métodos de seleção e acesso adequado são dois dos requisitos da escolha emocional que descobrimos e formalizam os procedimentos passo-a-passo, apresentados neste livro.

Depois de termos desenvolvido um método extensivo de escolha emocional, um remédio para a servidão emocional, prescrevemos uma boa dose para cada um de nós. Lembram-se dos padrões de comportamento emocional de Leslie? Estão completamente diferentes agora.

Leslie sente suas emoções de forma tão intensa e passional como antes, mas atualmente experimenta-as no momento em que deseja e de forma que seja positiva para o seu bem-estar. Como suas reações emocionais não mais a distraem ou se impõem, ela é capaz de estabelecer os objetivos finais e adotar a melhor atitude para alcançá-los. Ela observa novas situações à luz dos seus objetivos, em vez de reagir a partir de uma emoção passageira, avalia se quer encarar as novas situações como oportunidades, crises, obrigações, e assim por diante. Isso resulta em avaliações mais realistas, em um melhor discernimento, uma orientação e movimento mais consistentes em direção a seus objetivos, e em menos *stress* não somente para ela, como para todos.

Como ela agora seleciona as emoções de que necessita para atingir melhor cada tipo de objetivo, não só para si, como para os outros, ela não pressiona mais seus colegas e funcionários (ou mesmo Mark) a se sentirem felizes ou realizados. Agora ela usa as novas técnicas para fazê-los sentir-se engajados, importantes para a realização de um projeto, com responsabilidade para terminar as tarefas que decidiram iniciar e, quando apropriado, também felizes e realizados. Ela agora entende e aprecia o valor, tanto para si como para os outros, de outras emoções que não apenas as de felicidade e realização. Por exemplo, emoções como frustração, desapontamento e preocupação revelam informações importantes e indicam a melhor maneira de reagir às necessidades que elas assinalam.

Leslie aprendeu a passar da decepção à aceitação e em seguida ir em frente para estabelecer e atingir novos objetivos, ou tentar uma nova abordagem para reviver a expectativa. A frustração é aceita como um sinal de que o que estava fazendo não funcionava — de forma que, se ela quiser atingir seu objetivo, terá de colher mais informações, obter novas indicações ou tentar uma abordagem diferente. A frustração pode transformar-se em paciência, ajudando-a a chegar ao que é realmente importante.

Uma das coisas mais importantes que aprendeu é ajustar suas percepções do passado, do presente e do futuro, para manter um relacionamento melhor entre as emoções, os objetivos finais e o comportamento. Por exemplo, quando ainda era uma refém, Leslie aceitava em fevereiro dar um seminário em outra cidade no mês de setembro. Na época do seminário, porém, a emoção que a levara a aceitar o seminário em fevereiro já não estava mais presente. Então, ela se via longe de casa, diante de um público estranho, reagindo à sua emoção mais recente — que tinha pouco ou nada a ver com a situação na qual ela se encontrava. Naturalmente, ela se arrependia de ter aceito o convite e se sentia desapontada por ter mais uma vez caído em tal situação.

Hoje, quando Leslie chega para dirigir um seminário, ela revê os valores e considerações que a levaram a tomar a decisão no passado, vendo-se, através do presente, no futuro no qual os benefícios de ter realizado este trabalho *já* se concretizaram. Dessa forma, ela lembra por que está realizando o seminário e sente-se positivamente "responsável" à medida que vê seus esforços contribuírem para a realização de objetivos ainda maiores no futuro. O resultado é que ela se sente determinada a atingir tal objetivo e confiante de que poderá realizá-lo.

Em outra área mais pessoal de sua vida, Leslie ficou desanimada porque uma lesão no joelho impediu-a de participar de várias atividades importantes para ela. Em vez de continuar desanimada, ela estabeleceu o objetivo de correr oito quilômetros ao redor do lago, perto de sua casa. Imaginou correr de maneira fácil e confortável, desfrutando a agradável sensação de movimento. A partir daí, estabeleceu uma rotina que incluía visitas a médicos, fisioterapia, exercícios e até uso de pesos — todas as coisas que a levariam a atingir seu objetivo. Cada uma das atitudes de Leslie a incentivava, aumentando a confiança em sua capacidade de atingir o objetivo, mesmo que ele só possa ser inteiramente realizado alguns meses depois.

Um dos benefícios da escolha emocional é que ela permite vivenciar emoções antes negadas. No caso de Leslie, sentimentos de contentamento, aceitação e paciência eram desconhecidos. Eram apenas palavras descritivas, destituídas de qualquer vivência real. Antes, quando ela não obtinha imediatamente o resultado desejado, sentia uma determinação premente. Era compelida a alcançar de imediato seu objetivo. E, assim que o atingia, sua atenção se voltava para a próxima meta. Mas agora ela é capaz de dar sua atenção para o futuro e ter mais paciência, enquanto elabora um plano para atingir o objetivo em algumas semanas, meses e até mesmo anos. Levando uma ação ou resolução para o futuro faz com que ela aceite o fato de que nem todas as situações precisam ser resolvidas no presente. Talvez possibilite a ela aceitar que as pessoas de quem mais gosta terão sentimentos desagradáveis, e, em função do *futuro* bem-estar delas, é não apenas adequado mas necessário que isso aconteça.

Usando os métodos e técnicas apresentados nos próximos capítulos, Leslie atingiu um nível de escolha em sua vida que jamais acreditara ser possível. Ela transformou suas emoções em instrumentos para viver, amar e expressar plenamente a vida. A mudança foi acompanhada por novas sensações de liberdade e segurança. Ao acordar, ela sabe que, independentemente dos problemas, dos desafios ou inconveniências que possam ocorrer durante o dia, ela tem todos os meios para enfrentá-los. Seu novo conhecimento e ampla gama de reações não a impedem de sentir as emoções de frustração, decepção, dúvida e raiva, mas asseguram-lhe que não ficará presa a elas. Ela tem a opção de aprender com elas e passar a emoções mais producentes e satisfatórias. Como ela diz, "andar na areia diminui a velocidade, mas não é a mesma coisa que estar presa até os quadris na areia movediça".

A libertação de outro refém:
Leslie apresenta Michael

Michael é escritor e pesquisador no campo do comportamento humano, e também um homem de negócios e investidor bem-sucedido. Com sua astúcia e agudez para detectar oportunidades e fantástica capacidade de negociação, em menos de dez anos ele passou de uma única propriedade a um pequeno império de terras e construções comerciais e industriais. Aos trinta anos já tinha acumulado milhões de dólares para si e seus parceiros de investimento.

Em 1982, Michael tinha 34 anos e era meu marido e colega. Estávamos começando uma nova série de pesquisas e escrevendo dois livros. Devido principalmente aos seus esforços, grande parte da nossa pesquisa havia sido transformada em manuais de treinamento, videoteipes e seminários. Ele lançou esses produtos no mercado e criou uma editora para distribuir e comercializar nossos livros. Não era apenas a pessoa mais esforçada que eu conhecia, como também a mais esperta. Todos que o conheciam sabiam que, se decidisse fazer algo, ele o conseguiria.

Mas, em particular, Michael tinha desejos que nenhum sucesso profissional poderia satisfazer. Antes de nos conhecermos, seus desejos mais profundos — de se sentir ligado, desejado e amado — nunca haviam sido satisfeitos. A capacidade que lhe permitia ter sucesso em outras áreas não funcionava nos seus relacionamentos pessoais por causa dos bloqueios causados por suas emoções. Para ser mais exata, por sua falta de conhecimento de diferenciar e expressar as poucas emoções que sentia. Um exemplo para ajudar a compreensão do problema de Michael.

Se perguntamos a uma amiga como ela se sente, talvez responda que esteja sentindo curiosidade, espanto, fascínio, apreciação, incentivo, alegria, motivação, determinação, entusiasmo, euforia, chateação ou despreocupação. Se ela estiver se sentindo bem, com certeza fará várias distinções sobre que *tipo* de sentimento positivo está tendo.

Talvez ela também faça uma distinção entre vários tipos de sentimentos desagradáveis. Em vez de se sentir "mal", ela pode sentir chateação, solidão, letargia, insatisfação, ceticismo, desconfiança, desilusão, ansiedade, medo, nervosismo, desânimo, irritação, frustração, decepção ou insegurança. Uma das vantagens de se fazer tais distinções, em vez de apenas achar que se está bem ou mal, é que as emoções indicam o que é preciso fazer para ter um sentimento mais satisfatório. Por exemplo, se a pessoa acha que vai se sentir mal ao visitar a família, a única opção que lhe resta é não visitá-la ou visitá-la e experimentar os sentimentos negativos. Entretanto, se a pessoa souber que está se sentindo, digamos, chateada, não apenas ela tem a opção de não fazer a visita, ou de ir e se sentir mal, como também pode fazer alguma coisa para tornar a visita mais interessante. Sempre que ela achar que está entediada, poderá procurar algo que a faça sentir-se interessada. Se estiver insegura, poderá perguntar qual o seu lugar na vida e no coração do seu companheiro. Se estiver irritada, poderá pedir à pessoa que interrompa seu comportamento irritante.

Mas o que acontece se a pessoa nunca aprendeu a fazer este tipo de distinção? E se ela for tão leiga na questão das sutilezas das emoções da mesma forma que algumas pessoas o são em relação às sutilezas da música, da literatura ou da culinária? Há pessoas que lêem um livro conscientes do padrão métrico, da consonância, catalexia, aliteração e simbolismo. Outras apenas sabem que estão lendo um poema. Algumas pessoas treinaram seus ouvidos para ouvir as diferenças entre um rondó, um *scherzo*, uma sonata, um concerto, um cânone ou uma fuga. Para outros, trata-se de uma mesma coisa: música clássica. Suponhamos que, se nossa amiga estivesse tendo um sentimento desagradável, ela só fosse capaz de perceber que estava se sentindo "mal". Como poderia saber o que fazer ou o que pedir para sentir-se melhor? O que essa sensação "negativa" nos diz? Exceto o que é óbvio — que estamos nos sentindo mal —, ela não nos diz grande coisa.

Michael estava preso a um mundo dividido entre o que era bom e o que era ruim. A vida era boa ou má, preta ou branca — mas, na maior parte das vezes, parecia ruim. O número limitado de emoções que ele sentia era comparado com o que era desagradável. Seu repertório consistia em felicidade, amor e expectativa, de um lado, e tristeza, decepção, inveja, imperfeição, insegurança, raiva e ressentimento, de outro. Para piorar a situação, muitas vezes não se dava conta de quando estava se sentindo bem, e só percebia quando estava se sentindo mal.

Se seus amigos e sua família lhe davam o que estava precisando no momento, ele se sentia bem. Caso contrário, sentia-se mal. Mas, como ele raramente sabia expressar seus sentimentos, só conseguia o que desejava casualmente. Em algumas ocasiões em que estava consciente de seus sentimentos — chateação ou raiva, por exemplo —, ele não sabia como expressá-los. Sua reação consistia em se isolar das pessoas, o que as fazia sentirem-se frustradas, afundando-se ainda mais na emoção dolorosa e afastando-se das pessoas que poderiam ajudá-lo se ele soubesse dar-lhes a oportunidade de fazê-lo. Sem saída, ele continuava preso à dolorosa emoção durante dias, e até semanas, sem alívio. Sua provação só acabava quando, mais uma vez por acaso, ele recebia aquilo de que precisava para satisfazer as exigências daquela emoção.

Michael *tinha* uma maneira confiável de criar sentimentos positivos. Ele fantasiava uma vida em que as outras pessoas faziam exatamente aquilo de que ele precisava para se sentir com intimidade, amor, desejado e desejável. Isso dava certo desde que ele conseguisse manter seu sonho. Mas, como ele jamais expressava esses sentimentos ou não fazia nada para aliciar essas reações por parte dos outros, cada volta à realidade era decepcionante e desanimadora. E foi assim até que nos apaixonamos e nos casamos.

Eu o amava profunda e incondicionalmente. Meu desejo e minha ligação com ele, além da minha sensibilidade em relação aos estados emocionais das outras pessoas e minha determinação em tornar as pessoas ao meu redor felizes e realizadas (o que na realidade era um problema, como já vimos), tornaram-me o antídoto perfeito para a insatisfação de Michael. Não o deixava se afastar de mim. Quando percebia que ele estava se sentindo mal, ia atrás dele, literalmente, por todos os cômodos da casa, se preciso fosse, e não parava de alternar perguntas e respostas até que encontrasse o bálsamo certo para suas desilusões. Passei a reconhecer facilmente seus humores e necessidades, mesmo quando ele próprio não sabia que existiam até que eu as expusesse. Fazia questão de que ele soubesse que era amado, desejado e desejável. À medida que nosso amor florescia, tornávamo-nos mais profundamente ligados. Pela primeira vez em muito tempo, as necessidades mais profundas de Michael estavam sendo atendidas. Mas uma coisa continuou inalterada. Ele continuava sendo um refém.

É verdade que a falta completa de controle havia sido suplantada por uma maneira eficiente de lidar com as demandas de suas emoções. Mas essa "maneira" dependia inteiramente de mim — na verdade, *era* eu. Ambos nos demos conta de que Michael não teria uma verdadeira escolha emocional enquanto não aprendesse a identificar a emoção específica que estava sentindo, a aumentar o escopo das emoções que podia sentir, a desenvolver a capacidade de abandonar aquelas que fossem debilitantes para ele e a adotar maneiras satisfatórias de expressar todas as suas emoções. Ele começou a trabalhar imediatamente, usando nossas recém-criadas ferramentas para moldar cada uma delas às suas novas capacidades.

As mudanças que ocorreram nos meses seguintes criaram benefícios maravilhosos e, algumas vezes, inesperados. A nova percepção de suas emoções, e o modo de acalentar o papel que elas tinham na iniciação e na manutenção do comportamento tornou-o ainda melhor empresário, administrador e líder. Nos negócios, ele ultrapassa os objetivos e expectativas estabelecidos. No campo dos sentimentos, a capacidade de saber quando está se sentindo amoroso em vez de carente, por exemplo, ou carinhoso em lugar de participante, tornou-o mais confiante e direto na expressão de suas necessidades e desejos. Ele se tornou mais sensível às mudanças de seu mapa emocional, capaz de reagir de maneira mais rápida e adequada às minhas necessidades e desejos. O resultado é que ele se tornou mais atencioso, carinhoso, apaixonado e compreensivo.

Agora ele possui um caleidoscópio de novas emoções e experiências à sua disposição. Sua paleta inclui dezenas de emoções, desde a humildade e a gratidão até a alegria e a má-criação. Em vez de levar uma vida andando por um museu onde observava retratos das emoções de outras pessoas, hoje ele pinta seus próprios quadros, escolhendo e criando experiências emocionais como alegria, paixão e segurança, ou quaisquer outras que deseje sentir, quando deseja senti-las.

Michael não tem mais medo de certas emoções. Ele sabe extrair o valor subjacente de emoções desagradáveis e dolorosas e seguir adiante, usando seus sinais para alcançar maiores satisfações. Em vez de as emoções determinarem suas reações e dominarem suas ações, ele agora as avalia para determinar a melhor reação. Isso lhe permite ser a pessoa que deseja ser — sensível, atenciosa e forte —, tanto em relação a si mesmo como às outras pessoas.

Sua nova capacidade de escolher a melhor maneira de expressar seus sentimentos cria novas oportunidades para concretizar suas metas. Por exemplo, aprendeu a orquestrar os acontecimentos que criam as emoções desejadas. Michael gosta de se sentir ligado aos outros e de se sentir amado, e amoroso, e aprecia especialmente ter essas emoções em relação a crianças. Ele planeja atividades com os filhos pequenos dos nossos amigos, ensinando-os a esquiar ou a velejar, ou levando-os para assistir a um filme ou passar uma tarde no zoológico. Nesses momentos, Michael cria uma ligação especial com cada criança, estabelecendo a base para uma amizade duradoura — e também um sentimento de ligação e amor — significativa para ele e para a criança. Num nível mais pessoal, Michael faz com que as coisas boas aconteçam em sua vida, não apenas no nível da fantasia.

E como aplicar isso à sua vida?

Mesmo que já tenha pensado nisso antes, encontrar o caminho certo no mundo de escolha emocional pode parecer tão assustador quanto organizar uma expedição a um planeta desconhecido. O caminho a seguir, até mesmo o primeiro passo correto, muitas vezes é pouco claro. Muitas pessoas sentem-se viajantes que progridem no caminho como se fossem postes emocionais de iluminação, sujeitos a ciclos alternados de calma e fúria, como se estivessem no centro de um furacão. Seus sentimentos parecem surgir de repente, tomando-as de supetão e afogando-as em sensações que modelam e matizam sua visão de si mesmas e do mundo ao seu redor.

O dr. Robert E. Ornstein, pesquisador de Stanford, autor de *The Psychology of Consciousness* (A Psicologia da Consciência) e co-autor de *The Amazing Brain* (O Cérebro Impressionante), diz: "As emoções, quer sejam positivas ou negativas, parecem estimular ações muito poderosas. Isso é sinal da importância que elas têm em nossas vidas. Elas também ajudam a organizar a experiência. Tendem a colorir a percepção que temos de nós mesmos e dos outros. As emoções não só guiam como estimulam as nossas ações"*.

Infelizmente, o problema não é a ausência de um *nível* aceitável de compreensão ou controle sobre os instigadores de comportamento na maioria das pessoas — a maior parte do tempo elas não sabem sequer que têm escolha.

Muitas emoções parecem pouco previsíveis, como o tempo, e aparecem sem avisar ou sem causa aparente. As emoções agradáveis surpreendem e encantam, mas com freqüência são ilusórias e passageiras. Pode-se lutar contra emoções desagradáveis até libertar-se da pressão de seu peso e escuridão — ou até que elas nos libertem, indo para... bem, a verdade é que na maioria das vezes nem sabemos para onde elas vão. Apenas ficamos aliviados por terem ido embora.

Infelizmente, após anos experimentando vários remédios diferentes (ou mesmo repetidos), sem sucesso, a frustração vira decepção que por sua vez se transforma em desânimo. Às vezes, as pessoas ficam desesperadas por não encontrar alívio para o controle negativo exercido pelas emoções, e isso esvazia suas energias e limita seu potencial. Mas não deve ser assim. As emoções podem ser a fonte de mudança, inovação e satisfação. Pode-se aprender a compreender a linguagem das emoções e sua indicação de um caminho para o mundo desejável que nos espera.

A maioria das pessoas não acha possível, ou mesmo desejável, apreciar e usufruir todas as emoções. E poucas dão-se conta de que a chave para a escolha emocional — a chave para se aprender a usar as emoções para atingir nossos objetivos de vida — encontra-se nas emoções. Cada emoção é uma charada ligeiramente diferente que traz dentro de si as pistas de como tirar proveito delas. Como essas pistas não vêm numa forma conhecida, é difícil reconhecê-las — mesmo quando prestamos atenção nelas e somos por elas atingidas a vida toda.

Já fizemos a maior parte do trabalho de investigação. Identificamos as pistas e formulamos soluções para a maioria das charadas importantes. As chaves para se atingir a escolha emocional se encontram nas páginas seguintes sob a forma de técnicas fáceis de entender e usar.

Nos dois próximos capítulos, indicaremos exatamente o que queremos dizer com escolha emocional e o que se pode esperar com o uso das técnicas apresentadas nesses capítulos. Nos capítulos 4 e 5, desfazemos o mistério das pistas que usaremos para desvendar cada charada.

---

* Extraído da fita de áudio: *The Feeling Brain: Emotions and Health*.

Nos capítulos 6 e 7, mostramos o lado positivo de cada emoção — e seu lado negativo — e ensinamos a descobrir a emoção mais útil em cada situação específica. As respostas podem ser surpreendentes.

O capítulo 8 contém quatro métodos diferentes que possibilitam o acesso a emoções que desejamos ter, quando as desejamos. No capítulo 9 ensinamos a escolher as maneiras apropriadas de expressar cada uma das emoções e a prever os prováveis resultados ao se usar cada uma das escolhas.

No capítulo 10, apresentamos uma ferramenta chamada "A Cadeia Geradora". Ela pode ser usada para extrair ensinamentos valiosos das emoções desagradáveis, enquanto se evita permanecer preso a sentimentos desagradáveis. E os métodos apresentados no capítulo 11 podem ser usados para se proteger da punição imposta por um grupo particularmente opressor de emoções.

Pretendemos neste livro dar ao leitor tudo aquilo que ele precisa — o desejo, a visão e o conhecimento — para que possa criar para si mesmo um mundo rico em escolhas emocionais. Por isso achamos mais do que justo que no próximo capítulo passemos a examinar mais de perto que tipo de mundo seria esse.

2 Um mundo de escolhas emocionais

Imagine viver num mundo em que todas as emoções humanas estejam à sua disposição, bem como as escolhas sobre que emoções sentir e como expressá-las a qualquer momento. Nesse mundo você tem acesso à desagradável emoção da decepção, da raiva, da frustração e também à exaltação do orgulho, da confiança e da alegria. Você pode sofrer com ciúme, culpa, medo e desânimo, mas só durante o tempo necessário para extrair a informação contida nessas sensações. E então você passa rapidamente a outra sensação. Nesse mundo, não é necessário mascarar os sentimentos, que são expressões de si mesmo, apenas porque não sabe expressá-las de maneira satisfatória. Em vez disso, você tem acesso a todas as emoções e comportamentos que são a manifestação autêntica de quem você é e de quem deseja vir a ser. O padrão das interações desse mundo é uma dança mutuamente satisfatória de emoções e comportamentos, enquanto pisar nos pés emocionais das pessoas que se encontram ao seu redor torna-se um erro raro.

Que distância nos separa deste mundo? Como seria um mundo como esse? Atualmente, é bastante comum uma pessoa que está prestes a fazer uma entrevista para um emprego, ou uma apresentação de vendas, sentir-se ansiosa, com as mãos suadas. Ela talvez ande de um lado para outro, com a voz trêmula, e seu nível de atenção e concentração passa de uma a outra preocupação. Não importa o quanto um funcionário seja potencialmente valioso, ou quão substancial seja sua capacidade de vendas, a sua apresentação será sabotada pelos seus sentimentos de ansiedade, seu comportamento e sua aparência. Em um mundo em que a escolha emocional é um instrumento que todos apreciam, essa pessoa poderia escolher apresentar-se com um profundo sentimento de confiança pessoal e competência, manifestadas em sua aparência calma e alerta e reações atentas.

A vida pessoal seria bastante diferente, também. Todos conhecemos casais que, como resultado de anos de privação emocional que passaram juntos, agarram a oportunidade de situações sociais para se agredirem mutuamente. Mesmo revestidas de humor, como acontece em geral, essas observações ferem profundamente, somando ainda mais ressentimento ao já desgastado relacionamento. Mas, em um mundo de escolha emocional, seria difícil criar ressentimento. Em vez disso, duas pessoas reconheceriam e reagiriam às suas próprias necessidades e desejos, bem como aos de seu companheiro. Ano após ano, eles vivenciariam maior senso de confiança e segurança, pois a cada dia teriam exemplos de sua capacidade de observar e reagir às flutuações da atmosfera emocional que acompanham naturalmente os relacionamentos.

A educação recebida por cada um de nós a respeito dos nossos relacionamentos também seria diferente. A maioria das pessoas cresceu sem ter passado por algumas experiências emocionais e deseja não ter passado por algumas outras. No entanto, precisamos das emoções às quais não temos acesso e ao mesmo tempo parecemos não saber como evitar aquelas que nos assustam. Aprendemos que existem certas emoções que não deveríamos sentir, ou expressar. Entretanto, nós *sentimos* essas emoções, ou desejamos senti-las — quando estivéssemos bem, ou se soubéssemos como senti-las. Recebemos, na melhor das hipóteses, uma educação aleatória e implícita para reconhecer os estados emocionais das outras pessoas, geralmente apenas para reconhecer quando adentramos um terreno perigoso. Chegou o momento de os adultos, que agora tentam reunir os pedaços de sua experiência, se educar e reeducar a respeito dos detalhes — e possibilidades — da sua vida emocional. Essa reeducação dá um certo trabalho. Mas, como todo trabalho bem-feito, é empolgante, surpreendente, interessante e compensador.

Não é exagerado acreditar que as crianças um dia viverão em uma sociedade em que aprenderão a tirar vantagem de toda a gama e escolha das emoções e também da habilidade de influenciar, de maneira respeitosa, as emoções dos outros. Leslie e eu escrevemos este livro para partilhar nosso conhecimento e ferramentas, acreditando que, no momento em que as pessoas souberem do que são capazes, elas usarão essas ferramentas para tornar a vida mais parecida com o seu ideal. Além disso, esperamos que as lições aprendidas aqui sejam passadas para outras pessoas, de forma a perpassar a sociedade e o tempo, formando uma rede para a próxima geração que usará sem temor as ferramentas aqui apresentadas, assegurando a satisfação da vida emocional de cada um.

Nos muitos anos de experiência em seminários e terapias individuais e no trabalho conosco mesmo, ajudamos a transformar uma imensa gama de problemas e males em triunfos gratificantes — incluindo os nossos. Em cada um dos casos, as pessoas que ajudamos enfrentavam basicamente a mesma situação: o sentimento de que não tinham outra escolha a não ser agir de uma certa maneira em uma situação específica.

Sabiam que havia outras maneiras de ser, mas não conseguiam transformar essas possibilidades numa realidade concreta. Da mesma forma que desejam profundamente mudar, invariavelmente voltavam a ter as mesmas reações com as quais estavam habituadas.

Será que essas pessoas apresentavam um problema genético comum que as impossibilitava reagir da maneira como desejavam? Não aceitávamos essa hipótese. Ao contrário, o que ficou patente foi que elas não sabiam no momento *como* reagir de outra forma — como uma criança que não sabe dar um nó no cordão do sapato, até que alguém lhe mostre as etapas necessárias. A justificativa dos nossos "fracassos" e "incapacidades" toma a seguinte forma: "Estava nervoso", ou com medo, ou zangado, ou com ciúmes, ou confuso. Trata-se de emoções, e o que estamos mostrando quando as usamos dessa maneira é que algo que estamos sentindo está nos *prendendo em algum lugar* — e não no lugar em que gostaríamos de estar.

Se perguntássemos a alguém o que ele *realmente* deseja para si, essa pessoa com certeza indicaria emoções como felicidade, paciência, esperança, perseverança e confiança — emoções que parecem inatingíveis, pelo menos em muitas situações. Certamente muitas pessoas também gostariam de ser capazes de esquiar, ser pontuais, ou encontrar um emprego melhor. Mas, como veremos, mesmo esses objetivos dependem de mudança a nível emocional — por exemplo, eliminar o *medo*, para ser capaz de aprender a esquiar, sentir-se *responsável* para ser mais pontual e sentir-se *confiante* como um catalisador para encontrar um emprego melhor.

Às vezes, as emoções não são aquelas que gostaríamos de estar sentindo em certas situações. Outras vezes, nosso comportamento é o *resultado* das nossas emoções, portanto ser capaz de influenciar as emoções pode ter conseqüências admiráveis na capacidade de mudar a maneira de interagir com o mundo. Se nenhuma dessas razões é suficiente para levá-lo a ter opções quanto às emoções, é interessante lembrarmo-nos dos funcionários de Cabo Canaveral e do aviso sobre a possibilidade de uma doença grave, e até mesmo fatal, devido à repressão da ansiedade, medo, sensação de desânimo, preocupação, humilhação, pressão e insatisfação.

Em seus livros e seminários, o dr. Robert Ornstein examina estudos recentes que estabelecem uma ligação entre emoções e saúde. Ele menciona o caso de Norman Cousins, o veterano editor da *Saturday Review*, que descreve em seu livro *Anatomy of an Illness* o tratamento que fez de uma doença considerada incurável. Depois que seus médicos o abandonaram, ele abandonou seus médicos. Passou a morar num quarto de hotel e prescreveu para si mesmo doses maciças de bom humor, começando com filmes dos irmãos Marx e o Gordo e o Magro. E conseguiu curar-se. O dr. Ornstein admite que um único caso não implica prova científica, mas passa a citar estudos científicos que *demonstram* que nossa saúde é ligada à liberação ou expressão das emoções.

"Mesmo havendo indícios anedóticos para o riso, casos únicos não fornecem uma prova científica. Entretanto, há uma área de pesquisa sobre o câncer em que a ligação entre a expressão das emoções e a saúde é embasada por vários estudos. Inúmeras pesquisas estabeleceram que uma das características dos pacientes de câncer no pulmão é que eles suprimem suas emoções. Os pacientes cancerosos parecem ignorar sentimentos negativos, como a hostilidade, a depressão e a culpa. Um estudo recente comparativo entre pacientes curados há bastante tempo de câncer da mama e os que não resistiram à doença indica o mesmo padrão. Os sobreviventes expressam, a si mesmos e aos outros, níveis mais altos de ansiedade, hostilidade, alienação e outras emoções negativas do que os que não resistiram à doença. Eles expressam atitudes negativas em relação à doença e às coisas que os rodeiam. Parece estar demonstrado que há uma ligação entre 'tirar um peso do peito' e a redução do câncer." (Da fita de áudio, *The Feeling Brain: Emotions and Health*.)

Apesar do fato subjetivamente evidente (e também clinicamente provado) de que nossas emoções estão integralmente ligadas ao controle do nosso comportamento e bem-estar, muitas pessoas continuam a ignorar a importância de suas emoções enquanto tentam vencer na vida. Elas se "vestem para ter sucesso" e freqüentam seminários de boa aparência e criação de estilo pessoal. Em todos os casos, a ênfase é para o exterior — a *manifestação externa* do sucesso. Os seminários indicam o que dizer, como se portar, como andar, vestir, apertar mãos etc.

Os comportamentos externos de "sucesso" podem funcionar, mas somente se gerarem sentimentos de satisfação e competência. A verdade é que, se o bem-estar não emana de *dentro* da pessoa, o resultado é uma incongruência constante entre o que se está mostrando para os outros e o que se está sentindo por dentro. Em vez de se *sentir* confiante, por exemplo, a pessoa cria um verniz de confiança, enquanto continua a sentir emoções agitadas e desagradáveis por dentro. Após pagar o preço em termos de saúde física e mental, mais cedo ou mais tarde os efeitos dessas emoções desagradáveis aparecem, afetando o comportamento e revelando a mentira.

Por muitas e boas razões, a vida — incluindo aí as emoções — deve estar sob controle. Não estamos nos referindo ao tipo de controle que em geral as pessoas tentam ter, obrigando-se a responder sempre de uma maneira positiva. Isso não é controle: é *ser* controlado pela própria rigidez. O verdadeiro controle vem do fato de ter várias opções para reagir emocionalmente e da capacidade de escolher entre a melhor opção no momento, diante de desejos e circunstâncias atuais. O que está fora do controle, o que está fora do círculo de escolha pessoal, pode tornar a vida insuportável. E até matar.

Poder escolher

Ao examinar a semana, ou o ano, que passou, podem-se encontrar vários exemplos de como os sentimentos nos impediram de fazer o que desejamos fazer, de ser o que queríamos ser e de atingir o que gostaríamos de atingir. Ao olharmos as nossas experiências de apenas algumas horas atrás, veremos que as emoções são responsáveis por grande parte da nossa experiência, e que nossas emoções, em grande parte, determinam nossas reações. Por exemplo, talvez a ansiedade que sentimos em relação a uma reunião fez com que nos concentrássemos numa estratégia de sair logo da reunião ou de lidar com a humilhação que achamos que sentiríamos, em vez de planejar uma apresentação mais eficiente, o que teria acontecido se tivéssemos nos sentido determinados e confiantes no nosso sucesso. Ou, ainda, talvez nos sentíssemos tímidos e incapazes, durante uma reunião social, e assim ficamos num canto, retraindo-nos quando os outros se aproximavam, ao contrário do que faríamos se tivéssemos reagido à mesma situação de maneira curiosa, competente e atraente. Talvez tenha havido momentos em que queríamos nos sentir românticos, carinhosos e afetuosos, mas no fundo nos sentíamos letárgicos, e nosso relacionamento sofreu as conseqüências. Todos passamos por experiências parecidas — momentos em que o que estávamos sentindo não nos foi útil.

Algumas vezes essas emoções inúteis são agradáveis e outras, não. Mas elas estão sempre conosco. Por vezes, brigamos com as crianças, quando a melhor atitude teria sido de compreensão. Entendemos e aceitamos alguém que acabou de tirar vantagem de nós pela terceira vez, em vez de sentirmos raiva. Temos medo de uma entrevista de trabalho, quando deveríamos nos sentir confiantes ou esperançosos. E nos sentimos desanimados ante a perspectiva de um bom relacionamento, quando deveríamos estar determinados a fazer com que ele desse certo.

Após batermos com a cabeça nas paredes emocionais, passamos a acreditar que as pessoas não têm escolha quanto a maneira como se sentem e que a vida consiste em lidar com o turbilhão das emoções. Entretanto, temos prazer em afirmar que não é preciso que as coisas aconteçam dessa maneira. É *possível* escolher as emoções que sentimos e, ao fazer isso, ter o tipo de experiência que desejamos para a nossa vida do dia-a-dia.

Como saber se estamos tendo sucesso em desenvolver uma escolha emocional? Para tornar evidente a aquisição e a escolha mais óbvia, vamos primeiro contrastar a *ausência* de escolha emocional.

Existem três maneiras pelas quais as pessoas demonstram falta de capacidade de escolha emocional. Primeira: elas reagem de maneira consistente e crônica a situações cotidianas com sentimentos de insatisfação, desânimo, vergonha, desespero, raiva ou frustração. Para algumas pessoas, as notícias do jornal, um corte de cabelo *punk*, um erro de computador no extrato bancário ou uma mentira são ocasiões para emoções incapacitadoras.

Segunda: não ter um modo satisfatório de lidar com as emoções que acham intoleráveis, como a timidez, a solidão, a insatisfação, o medo e a culpa. Geralmente as pessoas tentam escapar dessas emoções através da fuga, da violência, ou usando e abusando de substâncias tóxicas.

Terceira: muita gente acredita que é *errado* sentir certas emoções, como desejo, inveja, raiva ou irritação. Por causa dessa crença, quando elas sentem alguma dessas emoções, vêem-se mergulhadas em sentimentos de vergonha ou culpa.

Mas essas mesmas situações que invocam emoções debilitantes em algumas pessoas criam reações invejáveis em outras. Todos nós conhecemos pessoas que não apenas lidam bem como também se saem muito bem em situações em que a maioria de nós se sente e age de forma inadequada. Essas pessoas estão manifestando sua escolha emocional e possuem dois atributos comuns.

O primeiro atributo da escolha emocional é que essas pessoas reagem com uma maior variedade de emoções. Ou elas não sentem nenhuma emoção debilitante ou, se as sentem, não se deixam engolir por elas. A diferença neste caso reside em termos de *quantidade* ou *facilidade de movimento* dentre as várias emoções que podem ser sentidas. É como a diferença entre um ou dois pratos congelados, ou a imensa variedade de escolha de uma boa loja de pratos prontos. Tendo várias emoções a escolher, elas não se sentem presas a uma emoção negativa mais do que o tempo que levariam para provar uma comida ruim e jogá-la fora.

O segundo atributo é que as pessoas reagem às suas emoções (tanto agradáveis quanto desagradáveis) como se fossem avisos reais e significativos de como melhorar suas vidas, em vez de as considerarem golpes aleatórios dados por um meio ambiente hostil. Ao usar suas emoções como uma forma de tomar o pulso do seu bem-estar, elas guiam sua atenção e comportamento de forma a criarem para si mesmas experiências desejáveis.

Você estará no caminho certo para a escolha emocional quando

começar a apreciar o fato de que existe uma grande gama de emoções a serem vivenciadas

e

começar a entender o que cada uma de suas emoções está tentando comunicar.

Este livro é o ápice de anos de estudos sobre emoções e sobre a forma de ter acesso a elas e mantê-las. Através desses estudos, aprendemos a escolher, modificar e usar as emoções para enriquecer nossa vida e a das pessoas que nos rodeiam. O que aprendemos transformamos em ferramentas acessíveis a qualquer pessoa. Pode-se criar para si mesmo as experiências emocionais que se deseja ter, no momento em que queremos tê-las. O leitor passará a entender como escolher as emoções que terá, e como expressá-las em várias situações, de maneira a levar em consideração o seu próprio bem-estar e o das outras pessoas. Essas ferramentas trazem a liberação de emoções desgastantes. Essas ferramentas têm o poder de tornar a pessoa melhor.

3 As emoções são a fonte

Para se construir um mundo em que as pessoas tenham escolhas emocionais é necessário ter uma maneira de reconhecer o material básico com o qual se edifica esse mundo — em outras palavras, as emoções. Entretanto, reconhecer emoções não é tão automático e óbvio quanto poderia pensar a maioria das pessoas.

Como já percebemos, as emoções não se limitam a um punhado de sentimentos comuns, mas incluem centenas de distinções. Apesar de podermos classificar emoções em categorias amplas, como "positivas", "negativas" e "agradáveis" e "desagradáveis", classificações não são por si só emoções.

Em um dos nossos seminários de treinamento, Lisa, diretora de uma escola primária, pediu-nos ajuda porque se sentia "mal". Quando insistimos em que nos desse mais detalhes, perguntando-lhe: "Como assim, 'mal'"?, ela só conseguia responder: "Vocês sabem o que significa 'mal'". O fato é que não sabíamos, pois "mal" é apenas um nome de uma classe de emoções geralmente desagradáveis. Após alguns exemplos das diferenças entre sentir-se mal e sentir-se preocupada, amedrontada ou insatisfeita, Lisa deu-se conta de que sua sensação negativa era de ansiedade.

Como Lisa notou, as emoções são diferentes das classificações abrangentes que possam ter, como "bom" ou "mau". Saber que nos sentimos mal não nos dá praticamente nenhuma informação útil a respeito do que nos fará continuar assim ou do que é preciso fazer para mudar a situação. Por outro lado, saber especificamente que emoção estamos sentindo fornece uma informação útil imediata. Por exemplo, quando soubemos que Lisa estava ansiosa, reconhecemos que ou sua atenção estava voltada para um futuro cheio de incertezas ou que não estava preparada para enfrentar uma tarefa ou situação de possíveis conseqüências desagradáveis, como uma confrontação próxima com o conselho diretor da escola. Ela precisava preencher as peças que faltavam e, se ainda fosse necessário, enfrentar a situação futura, preparando-a para se tornar aceitável, desejável ou pelo menos tolerável. Nossa ajuda consistia simplesmente em prepará-la para enfrentar o futuro. No momento em que ela percebeu que estava preparada para reagir de maneira correta à situação futura, sua ansiedade foi substituída por sentimentos de segurança e confiança.

Emoções não são o mesmo que julgamentos que fazemos a respeito delas, tampouco comportamentos que ajudam a gerar. Descobrimos que muitas pessoas têm poucas experiências que possam ser classificadas como emoções, geralmente limitadas a um pouco mais que medo, amor, ódio, alegria, euforia e tristeza. O resto se resume a simples palavras descritivas. Mas coisas como responsabilidade, objetividade, ambição, capacidade, confusão, frustração, orgulho, segurança e afeição não são apenas comportamentos, mas também emoções. Às vezes, sentimo-nos responsáveis, sentimo-nos com um objetivo, sentimo-nos ambiciosos, e assim por diante. A diferença entre vivenciar uma emoção apenas através de umas poucas emoções e usar toda a gama das emoções humanas pode ser comparada à diferença entre uma televisão em preto e branco e uma televisão a cores, ou entre usar apenas oito teclas do piano em vez das oitenta e oito.

Geralmente existe uma diferença entre a maneira como a pessoa se comporta e o que ela sente simultaneamente. Por exemplo, Leslie sempre dizia coisas desse tipo: "Meu Deus, tenho tanta coisa para fazer, que nem sei se vou conseguir terminar tudo. Mas tenho que ser responsável!" Essa declaração freqüentemente repetida e a falta de bom humor com que a dizia era tão curiosa que Michael perguntou-lhe se ela estava se *sentindo* responsável. Leslie ficou estática. Piscou algumas vezes e respondeu, pensativamente: "Sabe de uma coisa? Não sei. Eu me sinto é pressionada".

A resposta de Leslie pode parecer estranha, mas é bastante comum. Às vezes, julgamos nossa experiência a partir daquilo que estamos fazendo — isto é, nosso comportamento —, esquecendo que o que estamos fazendo e aquilo que estamos sentindo podem ser bem diferentes. Por exemplo, talvez alguém se considere uma pessoa que gosta da companhia de outras, porque sabe receber e conversar, mas por dentro ela pode estar se sentindo intimidada, ou chateada ou superior. Talvez ela esteja insatisfeita ao tentar entender os conceitos apresentados no curso de física, esquecendo-se do fato de que está se sentindo interessada ou determinada. Notar e reagir apenas ao seu próprio comportamento é ignorar uma parte significativa da experiência — as suas emoções.

Isso acontece também quando observamos e reagimos às outras pessoas. Existe uma diferença entre o que se observa do comportamento de outra pessoa e o que ela sente. Isso nos foi demonstrado por um amigo cujo filho adolescente estivera de cara amarrada a tarde toda. Quando nosso amigo lhe perguntou o que estava acontecendo, ele descobriu que o menino estava triste porque seus amigos estavam fazendo pouco caso dele. Portanto, teria sido errado deduzir a partir do seu *comportamento* que o menino estava zangado. Ele não estava. A emoção que ele estava sentindo era de "tristeza", que no seu caso se manifestava com um *comportamento* que seu pai considerava ser mau-humor. Outro exemplo comum é o comportamento agitado e violento em que algumas crianças parecem mergulhar, para grande desespero dos pais. Em vez de se *sentirem* frenéticas ou violentas, muitas dessas crianças estão se sentindo solitárias ou abandonadas. E elas reagem à necessidade de se sentirem notadas com aquele comportamento. Seus sentimentos levam-nas a recorrer a qualquer tipo de atenção ou contato, mesmo que exagerado.

Claro, o sentimento de uma pessoa afeta seu comportamento, e vice-versa, mas ainda assim são distintos e podem ser bem diferentes em determinado momento. É importante lembrar disso, pois é fácil partir do princípio de que sabemos o que acontece dentro das pessoas apenas observando seu comportamento. Nosso julgamento nesses casos pode revelar a maneira como nós expressamos as *nossas* emoções, em termos comportamentais, mas nem sempre reflete a realidade quando aplicado a outra pessoa.

Uma emoção é uma *reação de sentimento* completa em um certo momento, bastante diferente dos termos racionais usados para descrevê-la. No *The Language of the Heart* (Basic Books, 1985), o dr. James J. Lynch documenta a ligação entre as emoções e as reações fisiológicas como a pressão arterial e batidas cardíacas. Num capítulo intitulado "The Hidden Dialogue", ele revela como os pesquisadores do Massachusetts General Hospital descobriram que muitos de seus pacientes ou estão totalmente inconscientes de seus sentimentos ou podem apenas descrevê-los em termos racionais, dissociados e secos. Um dos médicos da equipe de pesquisa criou o termo "alexitímico" (*alexithymic*) para descrever essas pessoas.

A seguir, damos um exemplo típico do problema que têm os pacientes alexitímicos para articular seus sentimentos, tal como foi publicado pelo dr. Nemiah e seus colegas:

"Relacionado a dificuldades em descrever os sentimentos e localizar emoções está o fato de que muitos pacientes *não conseguem distinguir entre as formas diferentes de problemas comuns*. (Um de nossos pacientes), por exemplo, quando interrogado sobre como era estar amedrontado, respondeu: 'Como é estar amedrontado? (Silêncio). Não consigo me lembrar do termo certo'.

Médico: 'Você sente isso em seu corpo?'
Paciente: 'Acho que está mais na mente'.
Médico: 'Em sua mente?'
Paciente: 'Acho que mais na cabeça. Coisas que se passam na minha cabeça'.
Médico: 'E isso não afeta seu corpo?'

Paciente: 'Não... não saberia dizer. Talvez. Talvez. No estômago'.
Médico: 'No estômago? E o que você sente?'
Paciente: 'Um nó no estômago'.
Médico: 'Qual a diferença entre essa sensação e estar zangado?'
Paciente: 'Qual a diferença entre isso e estar zangado? Bom, eu... para mim tudo está no mesmo lugar. Tudo no mesmo lugar'.
Médico: 'Você sente a mesma coisa?'
Paciente: 'Sinto. Estar com medo, tenso, chateado. Tudo vai da cabeça para o estômago... (Longo silêncio) Não consigo... gostaria de dizer o que o senhor quer ouvir'.
Médico: 'Eu quero ouvir o que você sente, só isso'.
Paciente: 'Bom... eu não sei o que dizer'''. (pp. 233-234)

Como as pessoas que estão "cegas" às suas emoções não sabem como entender sua cegueira, o mau uso que fazem da linguagem geralmente impede que os outros percebam suas dificuldades. Os problemas de comunicação e os mal-entendidos são difíceis de serem detectados.

"As pessoas que têm uma visão normal das cores, por exemplo, acham que todos são assim, ao passo que as que têm problemas de visão de cores não sabem o que estão perdendo. A cegueira de cores quase nunca é detectada porque não se pode sentir falta de algo que nunca foi vivenciado. A confusão em torno do problema é agravada pelo fato de que a pessoa cega para cores sabe que existem palavras como *vermelho, amarelo* e *verde*, e é perfeitamente capaz de usar essas palavras em frases sem jamais ter visto ou vivenciado essas cores. Assim, todos conhecem as palavras *amor, ódio, ciúme, euforia* e *inveja* e usam-nas com outras pessoas. Há, entretanto, uma diferença marcante entre o *uso racional dos termos que descrevem os sentimentos* que jamais se vivenciou e o emprego desses mesmos termos quando já se vivenciou — isto é, sentiu — as emoções designadas por essas palavras. Pacientes psicossomáticos são muito eloqüentes em descrições operacionais factuais de várias emoções humanas, mesmo sem ter a menor idéia do que seja sentir a emoção.

O problema tende a crescer quanto maior se torna o sentimento. Emoções fortes causam problemas sérios para os pacientes alexitímicos. Incapazes de descrever seus sentimentos, eles também perdem a capacidade de discriminar entre os correlatos corporais dos diversos sentimentos. Um aumento da pressão arterial pode significar tanto uma tempestade de ódio como uma onda de amor. Os pacientes alexitímicos não sabem distinguir a diferença." (pp. 234-235)

O dr. Lynch geralmente pergunta: "Como está se sentindo?", no início de cada sessão enquanto o paciente está ligado a máquinas que monitoram sua pressão arterial, os batimentos cardíacos, e assim por diante. A reação dos pacientes alexitímicos é muito frustrante e desesperadora.

"O paciente muda logo de assunto, saindo do campo dos sentimentos para a segurança do campo cognitivo, o campo seguro do pensamento e da razão, e diz: "Acho que estou bem". Neste momento, sua pressão arterial ou os batimentos cardíacos aumentam de 25 a 50 por cento. Esses pacientes respondem a perguntas sobre seus sentimentos de maneira racional, que lhes custa muito do ponto de vista físico. Quando Patty respondeu dessa maneira sobre seus sentimentos, eu disse, já meio exasperado; 'Eu sei *como* você *pensa* e o *que* você *pensa* e *por que* você *pensa* e *quando* você *pensa* e *onde* você *pensa*, mas o que perguntei foi *como está se sentindo — não o que está pensando*'.

Ela sorriu com a minha explosão e mais uma vez respondeu: "O que quer dizer com a maneira como estou me sentindo hoje? Acabei de dizer que estava bem'.

'Quero saber se está zangada, triste, alegre, irritada ou amorosa.'

Mais uma vez ela sorriu e suspirou, 'Acho que estou bem'." (pp. 237-238)

Ainda que uma emoção seja uma *reação de sentimento completa* em um dado momento, ela não deve ser confundida com um conjunto de sensações corporais que a pessoa possa estar sentindo no momento. O "nó no estômago" da primeira entrevista é um exemplo de uma sensação corporal. Não se trata de uma emoção. Recentemente trabalhamos com uma cliente que respondeu à pergunta: "Como está se sentindo?", da seguinte maneira: "Sinto que estou indo muito devagar, chega a ser um esforço levantar minha mão. Minha cabeça está pesada e sinto um vazio no estômago". Ela descrevia várias sensações *corporais* em vez da emoção das quais faziam parte as sensações de seu corpo. Queríamos descobrir o que ela estava sentindo, mas em lugar de responder à nossa pergunta, ela respondeu à pergunta: "O que você está sentindo?" Corrigindo nossa pergunta, indagamos; "Que *emoções* você está sentindo?", e depois de pensar um pouco ela respondeu: "Deprimida. Estou-me sentindo deprimida".

Portanto, há uma diferença entre as sensações que envolvem partes do corpo e a *experiência subjetiva completa do momento*, ou seja, a "emoção". É importante distinguir entre as emoções e as sensações "corporais" para reagir ao que está acontecendo. Por exemplo, a nossa cliente deprimida também sentia as mesmas sensações corporais quando estava fisicamente cansada. (Ela sabia que estava "deprimida" quando desejava ir dormir para fugir dessa sensação e que estava "cansada" quando ficava contente por ir dormir). Sem dúvida, quando estamos deprimidos é necessário reagir de maneira diferente daquela reação que empregamos quando estamos cansados.

As emoções são reações subjetivas em um dado momento.

As emoções são diferentes das sensações corporais que podem estar acontecendo no mesmo momento.

As emoções são diferentes dos comportamentos que ajudam a gerar.

As emoções são diferentes dos julgamentos de valores que fazemos sobre elas.

Emoções são mensagens

Para algumas pessoas, a escolha emocional significa poder optar por emoções que acham agradáveis ou enriquecedoras, e viver o resto da vida acompanhadas por elas. Mas, se isso fosse possível, o que poderia vir a acontecer?

Se você pudesse escolher agora quais seriam as seis emoções que gostaria de vivenciar pelo resto da vida, e quais seriam as outras seis que preferiria descartar? (Seria interessante parar e responder a essa pergunta antes de continuar a leitura do livro. Ao chegar ao final deste livro, volte a este capítulo e veja como as respostas mudaram.)

VIVENCIAR   DESCARTAR

_____   _____
_____   _____
_____   _____
_____   _____
_____   _____
_____   _____

O que quer que seja que você relacione acima, provavelmente estará enganando a si mesmo. Por exemplo, provavelmente não estão incluídas na lista de emoções desejáveis a "decepção" e a "frustração". No entanto, a decepção revela que não conseguimos algo que queríamos e esperávamos e que era importante para nós. Como a decepção, a frustração inclui não obter algo que se queria ou se desejava. A diferença é que quando nos sentimos frustrados *ainda esperamos atingir nosso objetivo e continuamos a persegui-lo.* A decepção assinala que a possibilidade de conseguir o que queremos não é mais possível, e a reação neste caso é deixar, esquecer, desistir. A reação à frustração é a de continuar tentando.

Por exemplo, pense em algo que queria no ano passado, mas não conseguiu. Sinta-se decepcionado por não ter conseguido o que queria. Agora, pense: você ainda quer aquilo que não conseguiu? Se já não o quer mais, procure outra coisa com que pode se sentir decepcionado, algo que *ainda* deseje. Ao encontrá-lo, em vez de continuar a se sentir decepcionado, pense durante alguns momentos que você *pode* conseguir o que deseja. É algo que ainda deseja, mas a maneira de obtê-lo é que não tem dado resultado. Em outras palavras, sinta-se frustrado por não ter conseguido o que queria. Qual a diferença entre a sensação de frustração da sensação de decepção? Mais uma vez, a resposta que invariavelmente recebemos quando fazemos essa pergunta é que, quando se está frustrado, ainda tentamos conseguir aquilo que queremos, apesar de não sabermos exatamente o que fazer para conseguir.

A decepção é útil para abandonar um objetivo, aceitar a realidade e passar para algo mais produtivo. Pode ser muito oportuno ficar decepcionado quando vemos um amigo continuar tomando drogas apesar dos nossos esforços em ajudá-lo e não queremos continuar insistindo. Ou quando sua filha detesta as aulas de balé, apesar de todo incentivo e apoio, é bom sentir-se decepcionado, depois aceitar o fato e criar possibilidades mais adequadas tanto para você quanto para ela.

A frustração faz com que continuemos a lutar. A não ser que se pense que não há nada mais a fazer, é adequado sentir-se frustrado com os problemas comportamentais dos filhos ou com os problemas de comunicação entre você e seu cônjuge, ou com o fato de sua saúde não estar cem por cento. É bom sentir-se frustrado, para em seguida ter acesso às emoções de paciência e determinação para conseguir atingir o objetivo. O valor de uma emoção, portanto, não pode ser medido pela quantidade de prazer que se tem ao senti-la, mas apenas pelo resultado final que poderá atingir.

Atributos funcionais

Imagine observar dois amigos íntimos seus, Jim e Linda. Você gosta muito dos dois e os respeita e sabe que eles se preocupam muito um com o outro. Enquanto observa, você ouve Jim insistir com Linda para que ela siga seu conselho. Os argumentos de Jim são tão insistentes que parecem exigências. É claro para você que essas "exigências" são motivadas por uma real preocupação e cuidado em relação a Linda. Ela, entretanto, continua ignorando Jim e tudo o que ele diz.

Agora mude de perspectiva e imagine-se no lugar de Jim. Você sabe que Linda precisa de ajuda e orientação. Ela está prestes a cometer um terrível erro ignorando os sinais de atenção — seja num relacionamento, ou um investimento, ou em seu trabalho —, sinais que são claros para você, mas que estão sendo ignorados por ela. Você é a única pessoa que pode evitar que ela se machuque. Você está mais do que preocupado, está desesperado para ajudá-la. Você implora, mas ela não dá a mínima atenção. Linda continua olhando para o outro lado, ignorando-o completamente.

Finalmente, mude novamente de ponto de vista e imagine-se no lugar de Linda. Você é a pessoa que não sabe que está ignorando uma mensagem importante. Um bom amigo, um amigo sábio, que quer o melhor para você, está implorando para que o ouça. Ele está implorando e mesmo exigindo que você faça o necessário para proteger seu bem-estar. Mas desta vez há uma mudança de contexto. O amigo sábio e preocupado que está implorando são *suas emoções*.

Suas emoções são como um amigo preocupado que está alertando-o para uma situação que necessita de sua atenção. Também como um amigo cuidadoso, suas emoções podem estar avisando-o de algo desagradável. Talvez elas estejam dando informações de uma forma que lhe é desagradável. No entanto, seria bobagem ignorar as palavras de seu amigo emotivo.

Mesmo que a emoção pareça muito desagradável, ela é válida enquanto *sinal*. O que o sinal significa — o que a emoção está tentando dizer — é chamado de "atributo funcional" da emoção. Mesmo as emoções mais desagradáveis têm atributos funcionais que podem ser úteis se reagimos a elas como sendo mensagens importantes sobre as nossas necessidades. O primeiro passo para se usar as emoções é reconhecer seus avisos. O segundo, reagir de forma adequada à mensagem. Vamos examinar alguns exemplos.

O atributo funcional do *arrependimento* indica o que *poderia ou deveria ter sido feito de forma diferente em uma situação do passado*. Talvez a pessoa se arrependa de não ter estudado para um exame e por isso não tenha conseguido passar, ou por ter dito algo grosseiro à mãe quando era adolescente, ou quando recusou um convite e descobriu que perdeu uma ocasião de se divertir e até de um novo romance. Quaisquer que sejam seus arrependimentos, e quão dolorosos possam ser, é importante perceber que esse sentimento está lhe mostrando que você cometeu um erro. E apenas ao reconhecermos nossos erros é que podemos evitar repeti-los no futuro.

O atributo funcional da *culpa* é assinalar que a *pessoa violou um padrão pessoal e é necessário assegurar-se para não repetir o mesmo erro no futuro*. Por exemplo, uma pessoa sente-se culpada por ter mentido a um amigo. Ou esquecido a promessa feita ao filho. Ou omitiu-se quando algo que considerava injusto estava acontecendo. Ninguém gosta de se sentir culpado, mas quando isso acontece deve ser encarado como uma informação sobre o que foi violado, ou está pensando em violar, um padrão pessoal importante para a pessoa. Se não existisse esse tipo de informação, pouco haveria que mantivesse o nosso comportamento em acordo com os nossos padrões.

O atributo funcional da *ansiedade* nos faz sentir que *há algo no nosso futuro para o qual precisamos nos preparar melhor*. Pode-se sentir ansiedade quando assumimos um compromisso financeiro no momento em que a situação do nosso atual emprego é incerta. Ou quando vamos a uma festa em que não conhecemos ninguém. Ou quando somos chamados pela Receita Federal para prestar esclarecimentos sobre nossa declaração de imposto de renda. O sentimento de ansiedade nos torna conscientes da necessidade de nos prepararmos para essas situações ou de evitá-las completamente. Sentimentos ocasionais de ansiedade nos levam a nos preparar melhor para as situações que vamos enfrentar.

A sensação de *opressão* geralmente resulta da tentativa de atingir objetivos muito importantes ou numerosos num período limitado. O atributo funcional da sensação de opressão sinaliza que *precisamos reavaliar e estabelecer prioridades para as tarefas que queremos levar a cabo*. É o que acontece quando temos que fazer compras para um jantar com amigos, apanhar as crianças na escola e levá-las ao médico, limpar a casa, calibrar os pneus do carro e preparar o jantar — tudo isso antes da reunião de pais e alunos às dezenove horas. Essa sensação de opressão é um aviso para dar um passo atrás e decidir quais são as tarefas prioritárias e a ordem em que devem ser realizadas.

Quando a nossa felicidade é ameaçada pelo aparecimento de um rival que disputa a afeição e a atenção de alguém que amamos, a reação mais comum é ter ciúmes. O atributo funcional do *ciúme* mostra à pessoa que ela está *achando que sua felicidade emocional está em perigo e que é necessário fazer algo a respeito*. Talvez a pessoa sinta-se enciumada ao observar que seu companheiro está num canto da sala durante uma festa com um membro atraente do sexo oposto, mergulhado numa conversa e completamente alheio à sua presença. Ou que a sua companheira tem trabalhado até tarde, noite após noite, com um colega atraente. Tais situações poderiam ameaçar seu relacionamento e, portanto, o seu bem-estar emocional. O ciúme nos alerta sobre a possibilidade dessas ameaças. Se a pessoa não se sentisse enciumada, a situação ameaçadora poderia evoluir até o ponto em que o relacionamento ficasse irremediavelmente prejudicado.

Quando uma pessoa ameaça a nossa felicidade, seja intencionalmente ou não, provavelmente reagiremos com um sentimento de raiva. O atributo funcional da *raiva* informa que *precisamos fazer algo para evitar que a nossa felicidade seja prejudicada, ou impedir que isso venha a acontecer no futuro*. Talvez você tenha descoberto que foi enganado no financiamento do carro, ou que seu chefe falou mal de você para o chefe de outro departamento, ou que um amigo lhe mentiu. A raiva que se sente numa hora dessas é um aviso de que alguém nos fez algo prejudicial. Se esse aviso não fosse notado, nada seria feito para impedir que o mesmo mal se repetisse no futuro. Nem as pessoas que agiram daquela maneira ficariam sabendo do mal que causaram e deixariam de ter a oportunidade de se desculpar — tanto para você como para si mesmas.

O atributo funcional é o ponto-chave da utilização da emoção, pois, no momento que é especificado em uma emoção em especial, imediatamente a transforma em um sentimento valioso, que deve ser usado. É importante saber quando cometemos um erro, violamos nossos padrões ou lutamos para atingir nossos objetivos, *no momento em que* estar consciente nos dá a possibilidade de reagir a essas situações de maneira adequada.

Entretanto, comumente as emoções são *sentidas sem provocar reações de nossa parte*. É inútil lamentar algo que se fez a não ser que esse sentimento o ajude a mudar seu comportamento dali por diante. Não há por que se sentir culpado a não ser que esse sentimento o leve a reforçar sua vontade e intenção de obedecer a seus padrões no futuro. E a frustração de nada serve a não ser que ela o leve a fazer um esforço criativo para atingir o objetivo desejado. O atributo funcional de uma emoção desagradável *especifica o que é necessário fazer para reagir de forma adequada àquela emoção*.

As emoções desagradáveis são úteis quando bem utilizadas. Por exemplo, se você acredita que todos são responsáveis pela limpeza do ambiente em que vivemos, é útil sentir-se culpado ao jogar lixo numa praia. Também é compreensível ficar chateado ao perceber que outras pessoas deixaram lixo na praia. Na verdade, se não tivéssemos esses sentimentos estaríamos em maus lençóis. Uma pessoa que nunca se sentiu sobrecarregada pode perder muito tempo tentando atingir objetivos supérfluos. A incapacidade de sentir ciúmes faz com que uma pessoa aceite os relacionamentos intercambiáveis e facilmente substituíveis. E uma pessoa que nunca tenha ficado zangada pode ser tomada por um capacho. Quando avaliadas à luz de seu valor de indicadores, mesmo as mais terríveis emoções ganham uma qualidade que as torna valiosas — sobretudo quando elas nos levam a resultados e comportamentos mais úteis.

Como ter escolha emocional

Agora que você já tem uma idéia do que as "emoções" e seus atributos funcionais significam para nós, podemos voltar um pouco atrás e descrever melhor o que queremos dizer com "escolha emocional". A verdadeira escolha emocional significa ter e usar as quatro habilidades que serão examinadas nas próximas seções:

Colocação
Expressão
Emprego
Prevenção

Colocação

O primeiro ponto para a escolha emocional é a capacidade de reagir de maneira congruente às situações da vida com as emoções mais apropriadas e úteis em cada uma delas. A "colocação" das emoções é adequada quando se está usando a emoção mais apropriada a cada contexto da vida.

Um exemplo de colocação adequada é a sensação de decepção, em vez de frustração, quando já fizemos todo o possível para ajudar um amigo recalcitrante a se livrar das drogas. Nessa situação talvez seja mais adequado primeiro sentir-se decepcionado e depois abandonar o intenso envolvimento pessoal e passar à aceitação ou quem sabe a uma *esperança* mais passiva de que a pessoa mude sem nossa ajuda. Ou, se não for conveniente nos afastar do caso, talvez seja melhor aumentar o prazo para que o nosso amigo se livre das drogas, permitindo-nos assim ter paciência. Qualquer uma dessas opções seria melhor tanto para nós como para o nosso amigo, em vez de se ficar simplesmente frustrado. Outros exemplos de contextos em que a decepção é uma reação emocional apropriada incluem o reconhecimento de que um relacionamento se tornou realmente ruim, ou deixar que outra pessoa viva sua vida da maneira que melhor lhe convier, mesmo que do nosso ponto de vista isso não leve a nada. Outros tipos de colocação adequada abrangem a sensação de determinação em vez de desesperança quando desejamos manter um compromisso a longo prazo, ou a sensação de ser capaz, em lugar de incapaz, de levar um novo plano adiante.

De vez em quando, reagimos a certas situações com uma emoção que não é a mais indicada, ou a que gostaríamos de ter naquela ocasião. A pessoa que tem escolha emocional, após ter reconhecido que sua reação emocional é inadequada ou cerceadora, pode identificar as melhores emoções para a situação, e passar a senti-las sempre que necessário. Por exemplo, essa pessoa reconheceria a necessidade de abandonar a frustração e passar a sentir-se decepcionada e depois aceitar o fato de que seu filho não sente o menor interesse por futebol, por dança clássica ou por freqüentar a mesma faculdade em que ela se formou.

Após ter sido explorada algumas vezes, Leslie decidiu rever o contexto de algumas de suas emoções, modificando a maneira de se sentir durante uma negociação, deixando de se sentir generosa e obsequiosa e passando a sentir-se prudente e cuidadosa em relação aos compromissos que está assumindo. Sempre que Michael começa a desconfiar da sinceridade do nosso filho, ele passa a se sentir confiante e protetor, tanto para dar a Mark a oportunidade de ser sincero e sentir-se digno de confiança como para que Michael possa sentir-se à vontade e carinhoso.

Para selecionar as emoções adequadas em relação às nossas necessidades dentro de um contexto específico, é necessário conhecer as propriedades de várias emoções e os comportamentos por elas provocados, e também ter uma idéia do que gostaríamos de obter naquela situação em particular.

Expressão

O segundo ponto importante para a escolha emocional é a capacidade de *expressar* uma certa emoção. É desejável expressar uma emoção de forma que seja congruente com o nosso autoconceito e com o objetivo que queremos atingir. Expressar emoções de uma forma incompatível com aquilo que somos só nos trará uma incongruência desconfortável e até negativa, que será sentida não apenas por nós mesmos, como também pelos outros.

A qualidade da expressão emocional é importante para todas as emoções, mas ela se torna especialmente importante quando expressamos uma emoção em relação a outra pessoa, por exemplo, raiva, afeição, apreço, decepção, chateação, solidariedade, frustração ou admiração. Não há por que manifestar uma emoção em relação a outra pessoa a não ser que ela expresse o significado e tenha o impacto que desejamos. Demonstrar o apreço por alguém através de uma manifestação exagerada de entusiasmo pode dar a impressão de falta de sinceridade. Expressar indignação através de um comportamento destrutivo pode acabar com a relação que queremos preservar — e até mesmo nos mandar para a prisão. Demonstrar afeição através do sexo pode, em certas situações, ser mal interpretado e não resultar no afeto que desejávamos inicialmente.

Sem dúvida, há ocasiões em que é melhor ser *in*congruente e ter várias opções de se expressar. Por exemplo, numa reunião comercial, advogados e homens de negócios desejam aparentar confiança, mesmo que intimamente estejam tomados de dúvida ou ansiedade. Em todo caso, o objetivo é ter meios de detectar a emoção que estamos sentindo para em seguida (a não ser que seja melhor passar a ter uma emoção completamente diferente) escolher expressar aquela emoção no futuro.

Suponhamos que seu filho adolescente fale durante horas ao telefone da cozinha e que essa maratona destrua sua paz de espírito, atrapalhe seus pensamentos e moleste sua percepção, com sensações e cadências caóticas. E você não consegue concentrar-se por estar muito chateado. Em vez de ter outra reação emocional (como tolerância ou aceitação), seria interessante ter uma maneira mais útil e adequada de expressar seu desagrado.

Conhecemos uma mulher que, vendo-se numa situação semelhante à que descrevemos, deixava acumular seu desagrado de tal maneira, até que descarregava em cima do filho, gritando-lhe coisas de que mais tarde viria ter vergonha. Sua família achava que ela estava sendo estúpida e irracional e o filho era visto como mártir e sensato. Quando ela percebeu que podia escolher expressar seu desagrado de maneira criativa, decidiu rosnar como um leão ou um cachorro, para avisá-lo de que o tempo passado ao telefone ultrapassara os limites. Essa atitude demonstrou ser muito mais eficiente (mesmo que um pouco excêntrica) do que gritar, desligar o telefone, reclamar com o marido ou discutir com o filho. Assim que ela começava a rosnar, a família — inclusive o filho — ficava imediatamente alerta. (Queremos lembrar que a família também desejava se livrar dos gritos, reclamações e resmungos.)

No primeiro capítulo descrevemos a maneira como Michael, contra sua vontade e para desespero das pessoas ao seu redor, expressava sua mágoa e raiva retraindo-se completamente. Hoje, ele expressa o que o está chateando e chega até a gritar de vez em quando. Essa maneira de se expressar é muito mais eficiente, e seus amigos e sua família preferem, e até gostam, que ele aja assim. Agora, eles sabem por que Michael está chateado e logo podem se explicar, pedir desculpas ou discutir de maneira saudável. Graças a uma mudança de expressão, uma longa experiência dolorosa foi substituída por uma tempestade rápida.

A expressão também pode ser usada como instrumento para intensificar emoções agradáveis. Usando novamente Michael como exemplo, seus sócios ficavam sempre confusos com suas reações após um ganho financeiro. Enquanto pulavam de alegria quando conseguiam vender um terreno e ganhar muito dinheiro, Michael sentia apenas uma leve satisfação que logo desaparecia, mesmo que quisesse compartilhar a alegria de seus companheiros. Para ele, *comprar* um terreno que mais tarde o faria ganhar dinheiro era um desafio e uma arte. Para os outros, vender um terreno meses ou anos depois da compra era uma forma de *ter* lucros e uma ótima razão para se comemorar. Para Michael a venda era o anticlímax, apenas uma confirmação de seu discernimento inicial, pois, segundo ele, os lucros haviam sido conseguidos através da escolha e da estrutura da venda. Sua empolgação era causada pela compra de terrenos. Mas ele merecia ter mais satisfação quando fechava um contrato de venda. Sua recente compreensão de como a maneira de se expressar afeta as emoções fez com que ele tivesse uma reação mais agradável. Agora, ele expressa seus sentimentos de satisfação quando obtém um sucesso financeiro comprando presentes para seus amigos — computadores, livros, oferecendo-lhes viagens — para que eles também obtenham o mesmo sucesso. A surpresa deles aumenta a satisfação de Michael e a alegria que sentem transforma seus sentimentos em uma chama de prazer que aquece e ilumina. Esse prazer é novamente sentido e desfrutado sempre que os presentes ajudam seus amigos a progredir em direção à concretização de seus sonhos.

Emprego

O terceiro ponto da escolha emocional é a capacidade de usar estados emocionais desagradáveis para gerar comportamentos úteis que levam a emoções mais prazerosas. O primeiro passo para usar uma emoção de maneira mais satisfatória é identificar seu atributo funcional — conhecer sua finalidade ou descobrir o que ela pode revelar. Como vimos anteriormente, mesmo uma emoção desagradável tem alguma função. A escolha depende da capacidade de se reconhecer a função e reagir a ela satisfazendo a necessidade implícita no aviso que ela está nos dando. A seleção, o acesso e a manutenção de uma emoção diferente faz parte do processo de satisfazer essa necessidade — preenchendo aquela necessidade em particular.

Uma vez identificado, o atributo funcional é usado para modificar sentimentos e comportamentos de maneira satisfatória. Em vez de *pre-*

cisar se livrar dos sentimentos desagradáveis, pode-se respeitá-los como expressões importantes e informações sobre nossa experiência, e usar essas emoções como instrumentos para chegarmos a caminhos melhores. Por exemplo, a maioria das pessoas já teve a desagradável sensação de ansiedade. A ansiedade parece uma armadilha inexorável, que se fecha cada vez mais sobre nós. É uma emoção tão assustadora, que muitas pessoas passam grande parte de suas vidas ansiosos a respeito da próxima vez que terão essa sensação, que sabem que pode acontecer a qualquer momento. Mas o futuro desagradável, desconhecido ou não, que pode causar ansiedade é o elemento que poderá indicar o caminho de saída da ansiedade em direção à segurança e confiança. A ansiedade é um sinal de que há algo que nos espera no futuro para o qual precisamos nos preparar melhor. Essa preparação talvez consista simplesmente em reunir maiores informações para completar a imagem de "quem, o quê, onde, quando e por quê" de um futuro acontecimento. Leslie usa a ansiedade de duas maneiras para se preparar para o futuro.

Ela aprendeu que a ansiedade pode ser um sinal de que, ao pensar sobre um acontecimento futuro, ela está imaginando apenas uma possibilidade: a de que ele será desagradável. Por exemplo, se ela tiver marcado um curso para um grupo de treinamento de uma empresa, talvez esteja criando imagens em que aparece desajeitada, esquece o que queria dizer, desperta reações negativas nos participantes etc. Se esse tipo de pesadelo for a única possibilidade levada em consideração, sem dúvida estará comprando uma entrada para a prisão de ansiedade — da qual será difícil sair. Ao perceber isso, quando começa a ficar ansiosa a respeito de uma apresentação (ou qualquer outro tipo de situação), Leslie reconhece a sensação como um sinal de que ela precisa criar imagens positivas e tranquilizadoras. Para tanto, ela faz as seguintes perguntas a si mesma e responde a elas: "O que *quero* que aconteça?" e "O que posso fazer para me assegurar, o melhor que puder, que o que quero que aconteça vai acontecer?" Quando ela identifica o que precisa fazer e como isso poderá proporcionar o futuro que deseja, Leslie usa o passado para confirmar que é capaz de realizar cada uma das etapas. Em seguida, ensaia colocar seu plano em ação, enquanto imagina o futuro desejado surgindo diante dela. Dessa maneira, ela usa os primeiros sinais da ansiedade como um trampolim para a curiosidade a respeito de possibilidades positivas, tranquiliza-se lembrando suas experiências anteriores e confiança em relação ao futuro.

Mas ela nem sempre consegue descobrir meios de eliminar a probabilidade de uma experiência desagradável. Quando a sensação de ansiedade persiste apesar dos esforços para tornar positivas suas imagens do futuro, ela aceita essas sensações como um sinal de que necessita avaliar os riscos envolvidos no que vai fazer. Então, as perguntas que faz a si mesma são: "O que está em jogo neste caso? Minha vida? Minha saúde? Um relacionamento importante? Dinheiro? Minha credibilidade?

Rejeição? Algumas horas de desprazer? Algo realmente importante?'' Geralmente, ela descobre que está arriscando, no máximo, uma possível rejeição por parte de pessoas que não se encontram em posição de depreciá-la e cuja rejeição não será importante daqui a alguns anos. Com freqüência ela percebe que está arriscando apenas algumas horas de desconforto. A partir do momento em que a ansiedade é identificada, ela desaparece, e Leslie sente-se informada, resignada e assume as responsabilidades dos riscos.

Prevenção

O quarto ponto da escolha emocional é a capacidade de influenciar nosso comportamento e as situações do dia-a-dia para evitar emoções que imobilizam e amedrontam — e até mesmo emoções menos desagradáveis. Emoções muito fortes como raiva, vergonha, humilhação, terror e o profundo desamparo, mesmo tendo atributos funcionais, são normalmente tão debilitantes que vale a pena evitá-las sempre que possível.

A prevenção de tais emoções poderosas inclui antes de mais nada identificar as circunstâncias que as provocam para depois modificar o comportamento em relação àquela emoção ou reorganizar as situações cotidianas para impedir o aparecimento da emoção. Vejamos uma pessoa que sempre se sente humilhada numa pista de dança. Ela pode evitar a situação que gera a emoção evitando ir a festas ou bailes, ou pode, aprendendo a dançar o suficiente, *adotar um comportamento* para não se sentir mais humilhada. A pessoa que se sente oprimida por um chefe dominador pode identificar aquilo de que precisa para sentir-se mais forte diante dele, adotar essas percepções e incorporar os comportamentos. Ou ainda, ela pode sair da situação mudando para outro emprego, com um chefe mais amistoso. Existem muitas formas de criar nosso bem-estar, inclusive mudar a maneira como pensamos, nosso comportamento e nossa vida em geral.

As quatro habilidades — a colocação, a expressão, o emprego e a prevenção — serão examinadas com mais detalhes nos próximos capítulos. Esses capítulos também contêm um prêmio. À medida que você desenvolve uma maior escolha emocional aprendendo técnicas específicas que o levarão a controlar bem as habilidades, irá se tornar mais ágil em reconhecer as emoções que outras pessoas estão sentindo e em utilizar essa informação para determinar a melhor maneira de reagir a elas. Isso dependerá de considerações sobre a maneira como quer intensificar ou melhorar a emoção que a outra pessoa está sentindo. Se desejar mudar a emoção do outro, estará mais bem preparado do que antes. Suas reações aos outros serão baseadas em uma questão de escolha, em vez de ser simplesmente uma reação.

Por exemplo, caso perceba que sua filha sente-se insegura, pode reagir com preocupação, chegando a aumentar a insegurança da criança.

Mas você pode reconhecer que quando as pessoas se sentem inseguras elas estão querendo que alguém lhes dê forças. Sua tarefa, neste caso, seria descobrir que tipo de força pode lhe dar para que ela passe da insegurança à segurança. (Nem sempre a avaliação do que é necessário é correta, mas no momento em que se descobre para onde se está indo em termos da emoção, será possível chegar lá.)

Digamos que sua esposa esteja satisfeita. A satisfação não contém nenhuma exigência inerente e, portanto, não há por que mudá-la para outra emoção. O que se pode fazer neste caso? Que tal *aumentar* sua satisfação, quem sabe partilhando-a com ela?

AS QUATRO CAPACIDADES DA ESCOLHA EMOCIONAL

Colocação A habilidade de reagir a situações cotidianas com emoções que sejam apropriadas e úteis.

Expressão A habilidade de escolher como expressar suas emoções.

Emprego A habilidade de usar emoções desagradáveis para gerar comportamentos úteis e emoções agradáveis.

Prevenção A habilidade de evitar vivenciar algumas emoções opressoras e imobilizadoras.

O que pretende este livro

Este livro não eliminará suas emoções. Ao contrário, ele poderá enriquecer sua vivência, ajudando-o a reconhecer e usar suas emoções para seu bem-estar e o dos outros e também a habilidade de passar a comportamentos mais úteis e desejáveis para atingir seus objetivos. Essa jornada de descoberta e de conquista começa logo no próximo capítulo, que apresenta a estrutura das emoções.

Temos certeza de que a informação e os exemplos práticos necessários para cumprir a promessa deste livro estão incluídos nestas páginas. Mas há algo além da informação e dos exemplos: sua participação. Os próximos capítulos contêm exemplos de pensamento e sentimento para você experimentar. São bem mais do que simples demonstrações — seu objetivo é criar uma *experiência de aprendizado*. Queremos que este livro seja benéfico não apenas do ponto de vista intelectual, mas também vivencial. Para que isso aconteça, é necessário aprofundar as explorações que vamos oferecer.

Talvez você não queira interromper a leitura do livro para fazer um exercício. Concordamos plenamente, se decidir ler até o final da seção ou do capítulo, para em seguida voltar e fazer os exercícios antes de passar ao próximo ponto.

Você está começando uma viagem que esperamos seja fascinante, útil e valiosa. Nesses primeiros três capítulos, já caminhou mais do que pode imaginar e com certeza foi a parte mais difícil da viagem.

4 A estrutura das emoções

As emoções existem de verdade. Todos nós as sentimos, e de maneira regular elas efetuam mudanças em nossos comportamentos e fisiologia. Mas de onde vêm as emoções? Do nada? Será que de repente nos sentimos preocupados ou felizes, ou apenas sentimos certas emoções em algumas circunstâncias específicas? Geralmente atribuímos nossos estados emocionais a circunstâncias externas. Por exemplo, uma pessoa recebe um não de outra ao lhe convidar para sair e se sente humilhada por causa disso, ou ela consegue um emprego e fica contente, ou recebe a tarefa de preparar um relatório para o seu chefe e fica preocupada. Parece que as situações estão sempre ditando nossas emoções. Mas, se prestarmos atenção, descobriremos que existem pessoas que sentem desprezo ou indiferença quando alguém se recusa a sair com elas, que ficam preocupadas em vez de contentes quando conseguem um emprego. E que se sentem desafiadas quando têm que apresentar um relatório para o chefe. *As emoções não são determinadas pelas circunstâncias, mas pelo que está acontecendo no íntimo da pessoa em relação àquelas circunstâncias.*

O que está acontecendo no íntimo da pessoa são certas percepções e processos mentais que, em dado momento, determinam o que ela está sentindo. Digamos que as emoções são semelhantes ao clima de uma festa. Dependendo do tipo de pessoas presentes, a festa terá certas características específicas — calma, tranqüila, barulhenta, íntima, formal, e assim por diante. Quando uma pessoa vai embora da festa ou outra chega, o ambiente pode mudar totalmente. Quer seja o sr. Festeiro chegando, vestido de maneira excêntrica, o sr. Chato indo embora, ou a família Barulhenta chegando em grande estilo, o clima muda de alguma forma. Nossas percepções e processos mentais são como os convidados de uma festa. Da mesma forma que elas adotam características variadas (como os convidados, chegando e indo embora), as nossas emoções mudam (semelhante ao clima de uma reunião social).

Da mesma maneira, as características específicas de uma molécula mudam à medida que se altera a organização dos átomos ou quando alguns átomos são retirados ou acrescentados a essa cadeia específica. Por exemplo, se rearranjarmos as moléculas responsáveis pelo sabor típico das sementes da alcaravia para que elas tenham os mesmos átomos que a molécula da alcaravia, refletidas, porém, ao contrário — como uma imagem em um espelho —, o resultado seria uma molécula com sabor de hortelã. O clorofórmio é altamente inflamável, mas se acrescentarmos um átomo de cloro o resultado será o carbono tetracloreto, que apaga as chamas. E se acrescentarmos moléculas de oxigênio ao álcool do vinho teremos vinagre. Assim como as propriedades de uma molécula são determinadas pela organização e tipos de átomos que a compõem, nossas emoções são determinadas pela mistura específica de percepções e processos mentais que estamos tendo naquele momento.

As emoções têm componentes, como uma festa (com seus convidados) ou uma molécula (com seus átomos). Para cada um de nós, qualquer tipo de emoção certamente terá a característica do nosso selo individual. Mas também é verdade que alguns componentes da emoção são os mesmos para qualquer pessoa que esteja sentindo aquela emoção. Os componentes da emoção que são iguais para todo mundo são os responsáveis por imbuírem aquela emoção de suas características e impacto específicos (como o ambiente de uma festa ou as propriedades de um átomo). Essa uniformidade cultural dos componentes das emoções torna possível compreender e classificar o que sentimos de forma a podermos ter opções a respeito do que sentimos.

Damos a seguir um exemplo a respeito do que estamos falando. Pense em uma emoção bastante desagradável que você tenha sentido no último ano. Apenas pense, não a sinta de novo.

Agora, espere nunca mais sentir essa emoção novamente. Sinta profundamente essa esperança; em seguida, preste atenção a como você sabe que está "esperando". Em outras palavras, como você sabe que aquilo que está sentindo é esperança?

Agora, desligue-se dessa experiência e passe a ter a expectativa de que jamais sentirá novamente aquela emoção. Sinta completamente essa expectativa. Agora, preste atenção ao que é essa "expectativa" e como você sabe que a está sentindo.

A seguir, alguns exemplos das coisas a respeito das quais podemos ter expectativa e esperança: primeiro, sinta a expectativa de que seu filho ou sua esposa vai chegar em casa, ou que você terá uma boa pensão, quando se aposentar, ou ainda que fará amor hoje à noite. Depois, tenha esperança de que seu filho ou sua esposa vá chegar em casa, que poderá contar com uma boa pensão, quando se aposentar, ou ainda que fará amor hoje à noite. Observe de que forma sua sensação muda quando passa da expectativa à esperança. Agora, tente ter esperança de que não haverá uma guerra nuclear ou que seu casamento será duradouro. Depois tenha expectativa de que não haverá uma guerra nuclear, ou que seu casamento vai durar. De que maneira a passagem da esperança à expectativa altera sua experiência?

Qual a diferença entre a esperança e a expectativa, em seu caso? As pessoas geralmente descobrem diferenças significativas. A resposta em geral é: "Quando tenho expectativa, estou certo de que algo vai acontecer, enquanto quando sinto esperança não tenho mais certeza. Também sinto-me mais comprometido ou envolvido quando estou com expectativa de que algo aconteça".

Como é possível que a expectativa pareça certa e envolvente, enquanto a esperança parece incerta e passiva? Qual a diferença de qualidade entre as duas? Apesar de existirem muitas diferenças possíveis entre as duas emoções, as diferenças subjetivas mais importantes entre a esperança e a expectativa são as seguintes:

Expectativa

Sensação de se dirigir de forma mais ativa em direção ao resultado imaginado ou ao objetivo daquilo que é esperado.

Imagina-se apenas uma possibilidade ou objetivo.

Esperança

Sensação de se estar passivamente esperando o objetivo imaginado.

Imagina-se tanto o que está sendo esperado quanto aquilo que não se deseja que aconteça.

Ao se criar emoções de expectativa e de esperança, os pontos das duas listas acima podem ser comparados aos diversos convidados de uma festa ou a uma organização especial de átomos de uma molécula. Esse grupo especial de convidados compõe a estrutura de uma festa da mesma maneira que a organização específica dos átomos compõe a estrutura da molécula. É exatamente dessa maneira que os componentes enumerados acima (e outros que mencionaremos no próximo capítulo) compõem a estrutura das emoções da expectativa e da esperança.

Os pontos enumerados acima são os mais importantes para a diferenciação entre a expectativa e a esperança. Quando esperamos alguma coisa, mantemos uma dupla imagem entre o que pode acontecer, uma imagem que nos mostra o que pode vir a acontecer, na qual vemos tanto a possibilidade de que aquilo que desejamos venha realmente a acontecer quanto a probabilidade de que não aconteça aquilo que desejamos. Porém, quando criamos uma expectativa, mantemos diante dos olhos a imagem de apenas um resultado final possível — quer seja o que desejamos ou o que não desejamos que aconteça.

Se essas diferenças não tiverem ficado evidentes a partir dos exemplos que acabamos de dar, há ainda outra maneira de vivenciá-las. Pense em algo a respeito do qual sinta expectativa, como, por exemplo, ter um aumento de salário. Depois, imagine que aquilo que deseja não irá acontecer — por exemplo, obter o aumento e não obter o aumento. O que acontece com a sensação de expectativa? Em seguida, pense em algo que tem esperança de que venha a acontecer, e elimine todas as possibilidades em que pensou, com exceção de uma. O que acontece com a sensação de esperança?

A esperança e a expectativa são subjetivas e estruturalmente diferentes. Como já demonstramos, ao adotar em sua própria experiência uma dessas estruturas características, a pessoa cria dentro de si a sensação de esperança ou de expectativa. Os comportamentos que resultam dessas emoções também são diferentes uns dos outros. A reação subjetiva à expectativa é a de que algo que está no futuro acontecerá "com certeza". Essa emoção passa a orientar a pessoa para se preparar para o futuro. Entretanto, a natureza incerta da esperança faz com que a pessoa sinta-se insegura sobre a atitude a tomar em relação ao futuro. Por exemplo, muitas pessoas que desejam um mundo de paz pouco fazem na realidade a esse respeito. Ao desejarem um mundo de paz, elas imaginam tanto a possibilidade de paz como a de guerra. Quando ambos os futuros parecem igualmente possíveis, fica difícil saber se faremos o possível para ter um mundo de paz ou se nos preparamos para uma eventual guerra.

Da mesma forma, talvez você conheça alguém que esteja sempre esperando um aumento do salário, sem fazer nada para convencer o chefe. Por outro lado, as pessoas que têm expectativa de conseguir um aumento sentem-se confiantes no resultado final e se preparam para isso. Como apenas uma única possibilidade é levada em consideração — quer seja a do aumento do salário, obter maiores lucros de um investimento ou ganhar um prêmio —, algumas pessoas chegam a gastar o que pensam que vão ganhar, com nefastas conseqüências na maioria dos casos. A esperança e a expectativa têm estruturas diferentes, e diferença geralmente cria comportamentos totalmente diferentes. Quantas pessoas limpariam um quarto, colocando papel de parede ou pintando-o, comprando um berço e fraldas e talco se, em vez de terem a expectativa de vir a ter um bebê, apenas tivessem a esperança de um dia terem um filho?

Outro exemplo da estrutura subjacente das emoções pode ser encontrado nas diferenças entre a frustração e a decepção. Para sentir a diferença de estrutura, pense em alguma decepção recente (não ter conseguido aquele aumento de salário desejado, o comportamento de seu filho não melhorou, ou seu último encontro foi desastroso) e sinta agora a decepção. Enquanto se sente decepcionado, almeje mais uma vez aquilo que desejou antes, pressupondo que ainda pode consegui-lo. De que maneira a emoção se modifica?

Agora, pense em algo sobre o qual se sente frustrado (talvez o fato de não conseguir um aumento de salário, não observar melhoras no comportamento do filho ou ter tido um encontro amoroso frustrado) e sinta a frustração. Ao senti-la, finja que não é possível conseguir o que deseja. De que forma isso muda a emoção que está sentindo?

A frustração e a decepção são emoções que uma pessoa pode sentir ao não conseguir o que deseja. Sentir uma ou outra emoção dependerá do fato de continuar ou não a manter uma imagem no futuro na qual a possibilidade de conseguir aquilo que deseja ainda existe. Se a pessoa continuar a desejar "aquilo" e acreditar que de alguma maneira ainda é possível consegui-lo, ela se sentirá frustrada e provavelmente fará algo para conseguir o que deseja. Mas, se a pessoa desistir da possibilidade de conseguir o que deseja, ela se sentirá decepcionada — a oportunidade de obter o que deseja não existe mais em seu futuro. No caso da decepção, algo está "terminado" e a pessoa se desliga do que quer que seja que desejara antes, enquanto a frustração é baseada na crença de que a pessoa ainda pode conseguir aquilo que queria e, portanto, ela continua a lutar para alcançar seu objetivo.

Compreendendo a estrutura

Nosso objetivo, neste capítulo, foi mostrar que as características de cada emoção advêm de conjuntos específicos de componentes perceptivos que formam as estruturas individuais dessas emoções.

O que torna a escolha emocional possível é o conhecimento e a capacidade de reagir de maneira útil à estrutura das emoções. Temos certeza de que, se você estiver disposto a tentar, verá que se trata de uma experiência fascinante, sensibilizadora e até mesmo familiar. Entretanto, queremos que você se conscientize do quanto é importante compreender a estrutura para se reagir a partir de escolhas próprias, e não apenas por puro hábito. Os três pontos a seguir são importantes para essa compreensão.

1. O conhecimento da estrutura das emoções cria um senso de utilidade.

Não basta simplesmente ter acesso a uma grande variedade de emoções. Como já demonstramos, uma emoção pode ser útil ou não, dependendo da situação em que a sentimos. Além disso, emoções inúteis podem levar a imobilidade, comportamentos indesejáveis e resultados desnecessariamente negativos. Entretanto, se conhecermos a estrutura das emoções, podemos determinar quando — isto é, em que situações — uma emoção é "melhor" do que outra.

Por exemplo, por conhecer as diferenças estruturais entre a esperança e a expectativa, podemos perceber melhor quando estamos prestes a entrar em um desses estados emocionais. Podemos ter a expectativa da chegada do verão enquanto trememos de frio no inverno, ter a expectativa da aposentadoria enquanto nos afundamos nos papéis da mesa de trabalho, sentir a expectativa de estar descansado e preparado para o dia de trabalho que teremos amanhã e ainda sentir a expectativa de ter um filho. Porém, no caso das coisas que estão fora do nosso controle e as quais não queremos nos esforçar para obter, é melhor ter simplesmente esperança. Ter esperança que as salamandras de três dedos sejam salvas, ter esperança que as danças típicas de uma longíngua tribo da Nova Guiné sejam preservadas e esperar que nossa filha entre na faculdade dos seus sonhos.

Todos nós podemos identificar muitas situações nas quais, apesar das nossas melhores intenções, temos emoções que nos levam a reagir e a nos comportar de maneiras que não desejamos que acontecessem. A compreensão de como a estrutura das emoções induz nossas experiências e comportamentos faz com que almejemos satisfazer nossos desejos e necessidades.

2. O conhecimento da estrutura das emoções nos permite modificá-las.

Sentir-se "preso a uma emoção" é uma experiência bastante comum. Começamos a nos sentir de uma certa maneira e, ainda que queiramos mudar nossa maneira de sentir — e mesmo quando sabemos o que queríamos estar sentindo —, simplesmente não conseguimos nos livrar da emoção que tomou conta de nós. Um exemplo bastante comum é a emoção do ciúme. Sabemos conscientemente que não temos por que ficar enciumados e sentimos que o ciúme está ameaçando nossa relação, mas não conseguimos deixar de ter ciúme.

Mas não é necessário ficar à mercê das emoções. Conhecendo-se a estrutura das emoções que estamos sentindo e, o que é mais importante, a estrutura daquelas que gostaríamos de sentir, podemos escolher criar para nós as percepções que irão nos levar a sentir as emoções que desejamos. Na verdade, se você tiver seguido os exercícios indicados nestes capítulos, isso já terá acontecido algumas vezes.

Ao conhecermos as estruturas das emoções, seremos capazes de passar de uma para outra, afetando dessa forma tanto a qualidade de nossa experiência quanto o nosso tipo de comportamento.

3. O conhecimento da estrutura coloca todos os estados emocionais à nossa disposição.

Usando o exemplo da decepção e da frustração, mostramos que emoções desagradáveis e indesejáveis podem ser importantes e úteis. A pessoa que tem acesso à decepção, porém não à frustração, pode desistir sistematicamente de objetivos preestabelecidos, afastando-se deles ao primeiro sinal de complicação. Da mesma maneira, a pessoa que tem acesso apenas à frustração e não à decepção descobre-se lutando para atingir um objetivo que já demonstrou ser impossível de ser alcançado, ou pelo menos que não vale a pena o esforço de se alcançar.

Na verdade, todas as emoções são válidas em alguma situação. Quando nos sentimos imobilizados por uma emoção, estamos ou em um estado inadequado àquela situação (como, por exemplo, sentir-se decepcionado quando não conseguimos tocar violão após uma semana de aulas) ou não temos como deixar de sentir aquela emoção para sentir outras mais apropriadas (como, por exemplo, não conseguir passar da decepção para a frustração e daí para a determinação, quando descobrimos que não somos ainda capazes de tocar violão).

O conhecimento dos componentes de nossos estados emocionais nos possibilita entender por que reagimos de certa maneira. Além disso, o conhecimento dos componentes dos estados emocionais aos quais ainda não temos acesso faz com que possamos criar aquelas emoções quando as queremos e precisamos delas.

As emoções têm uma estrutura.

O conhecimento da estrutura nos leva a um senso de utilidade.

O conhecimento da estrutura nos permite mudar nossas emoções.

O conhecimento da estrutura nos facilita o acesso a todas as emoções.

O próximo capítulo mostrará o conhecimento da estrutura necessária para evitar armadilhas emocionais para construirmos uma vida de escolhas emocionais. A partir do momento em que você estiver familiarizado com os oito componentes dos chamados blocos criadores de emoções, terá uma base para determinar a melhor emoção para cada situação. Também ensinaremos a organizar esses blocos de criação para construir a emoção que desejamos sentir. No mundo de escolha emocional, como em outros mundos, o conhecimento é o poder. E o conhecimento da estrutura é o maior de todos os poderes.

5 As peças do quebra-cabeça

O tempo faz parte do nosso dia-a-dia, afetando-nos de diversas maneiras. Apesar de algumas pessoas fazerem apenas duas distinções a respeito do tempo, ou seja, ele está bom ou ruim, a maioria faz outro tipo de distinção a respeito do clima, ou seja, o tempo pode estar tempestuoso, calmo, ameaçador, fechado, com ventos ou limpo. Cada uma dessas condições meteorológicas é formada pela ocorrência simultânea de fatores como umidade, vento, temperatura, nuvens e pressão do ar. O tempo de um dia é determinado a partir da interação desses diversos fatores. O mesmo acontece quando cozinhamos, pois o que chegamos finalmente a comer é determinado pela mistura dos ingredientes, o tempo e a temperatura de cozimento e outros fatores.

Da mesma forma que a temperatura e a preparação dos alimentos, as emoções são manifestações de uma série de fatores, ou ingredientes. Da mesma maneira que a tempestade é definida a partir de características específicas de umidade do ar, do vento, da temperatura e da formação das nuvens, e da mesma maneira como a crosta de uma torta é determinada a partir do cozimento de certos ingredientes misturados de uma certa maneira a uma temperatura específica, emoções como ansiedade e alegria são determinadas por um conjunto de padrões de pensamento a que chamamos componentes. Na verdade, todas as emoções são determinadas por um conjunto de componentes. Alguns desses componentes das emoções já foram apresentados com exemplos nos capítulos anteriores. Neste capítulo, mostraremos esses componentes de maneira mais explícita e detalhada. Talvez os componentes ainda lhe sejam desconhecidos do ponto de vista das distinções conscientes, embora eles lhe sejam familiares do ponto de vista da experiência pessoal. Como podemos aprender mais sobre eles?

Aprender a reconhecer os componentes das emoções é como aprender a reconhecer os diversos paladares que se misturam para formar o sabor específico do vinho. Criou-se um aparelho engenhoso e eficiente para ensinar as pessoas a fazerem esse tipo de distinção. O aparelho compõe-se de quatro frascos, cada um deles contendo um odor puro entre os quatro componentes essenciais para a formação do sabor de um vinho (os quatro componentes são essências de frutose, tanino, ácido e álcool). A idéia consiste em ficar tão habituado ao odor e gosto de cada um desses componentes individuais que a pessoa possa distinguir os diferentes odores e paladares que foram combinados para compor um certo tipo de vinho.

Da mesma maneira, alguém que nunca tenha tido a oportunidade de ouvir individualmente cada um dos instrumentos de uma orquestra, tendo apenas assistido a concertos sinfônicos, teria muita dificuldade em distinguir o som de cada instrumento. Pode-se distinguir a diferença entre o som de um instrumento de sopro de madeira e um de metal, porém a menos que já se tenha ouvido o timbre de um oboé, de uma trompa e de um fagote, será praticamente impossível diferenciar a contribuição por cada um desses instrumentos ao som da orquestra. Porém, a partir do momento em que nos habituamos a eles, podemos diferenciá-los e apreciar melhor o papel que cada um deles exerce para a criação dos efeitos musicais.

Os exemplos sobre o vinho e a orquestra ilustram um dos princípios do aprendizado — a compreensão de que o todo é composto do conhecimento e da compreensão das partes. Para se ter uma compreensão mais profunda e tirar o maior proveito do material que exporemos nos próximos capítulos, convém conhecer as distinções que usaremos como exemplo. Então começaremos nossa viagem de reconhecimento do tempo, do sabor e da música das emoções começando por examinar seus componentes.

Os componentes das emoções

Referência temporal	Comparação
Modalidade	Ritmo
Envolvimento	Critérios
Intensidade	Abrangência do segmento

Referência temporal

Por mais de dez minutos, Stephen, um de nossos assistentes, tentava ter uma conversa com sua mulher que não deveria levar mais que alguns minutos. O problema era Jay, o filho de seis anos, que interrompia os pais a cada minuto com perguntas, pedidos e queixas. No início, Stephen respondia o mais rápido que podia, para tentar reatar a conversa com a esposa, mas as interrupções aumentaram, ao mesmo tempo que a impaciência de Stephen. Como previsto, Jay tentou interromper mais uma vez, e Stephen sentiu que subia pelas paredes. Quando olhou para o menino, com os olhos em chamas, prestes a partir para uma bronca inesquecível, Stephen sentiu sua imaginação dar um salto para o futuro. E naquele futuro ele viu o filho, já adulto, agindo de maneira grosseira, sentindo-se sozinho e infeliz por causa disso. E, então, a conversa que Stephen queria ter com a esposa pareceu-lhe insignificante. As chamas do olhar de Stephen transformaram-se em brilho. Ele ajoelhou-se ao lado do filho e começou a explicar-lhe o que significava ser uma pessoa grosseira e o que era preciso fazer para evitar ser alguém assim.

O que fez com que Jay aprendesse uma lição com o pai em vez de simplesmente levar uma bronca? A sensação inicial de irritação de Stephen transformou-se em raiva por ver-se impossibilitado de fazer o que queria, por causa do comportamento do filho. A mudança de reação de Stephen aconteceu quando ele substituiu sua preocupação com o presente (a conversa) por uma preocupação com o futuro (a felicidade de Jay). Ao fazer a substituição na referência temporal, Stephen levou em consideração o atual comportamento de Jay do ponto de vista de um futuro indesejável; portanto, suas emoções mudaram da raiva para o cuidado e a paciência. Quando falamos em referências temporais, falamos do passado, do presente e do futuro. Quase todas as emoções incluem nossa referência ao passado, ao presente e ao futuro. Na realidade, é necessária uma certa referência temporal para que muitas emoções possam existir.

Por exemplo, pense em algo a respeito do que se sinta ansioso ou preocupado. Se prestar atenção ao que está acontecendo na sua imaginação, verá que está se sentindo assim em relação a algo que poderá vir a acontecer no futuro, iminente ou remoto. Em outras palavras, a sensação de ansiedade ou preocupação implica imaginar-se alguma possibilidade futura indesejável. Mesmo que procure muito em sua experiência passada, não será capaz de se preocupar a respeito de algo que já aconteceu ou que está acontecendo neste exato momento. Para se preocupar agora é necessário usar uma referência temporal de futuro.

Ao prestar atenção a outras referências temporais, pode-se criar um contraste de emoções que tornará evidente a obrigatoriedade de imaginar possibilidades futuras indesejáveis para gerar sensações de preocupação ou ansiedade. E no momento em que se entra numa dessas emoções é possível transformar a preocupação ou ansiedade em outra emoção simplesmente trazendo sua percepção ao momento presente, prestando atenção ao local onde se está e o que está acontecendo ao nosso redor. Mesmo quando nos sentimos preocupados ou ansiosos, a verdade é que em geral estamos bem no momento presente. Descobrimos que, na realidade, é necessário que a pessoa esteja bem no momento atual para que a mente possa se preocupar com o futuro, gerando ansiedade. Se a pessoa não estiver bem e segura no presente, os assuntos atuais serão muito mais prementes para que ela perca tempo preocupando-se com o futuro.

Outro exemplo: o arrependimento é uma emoção com a qual nos referimos ao passado, isto é, pensamos em como as coisas *poderiam ter sido* ou o que nós *poderíamos ter feito a determinado respeito*, mas não fizemos. Ao transferirmos nossa atenção para o futuro, e considerando o que *poderia ter acontecido* ou o que *poderíamos ter feito*, poderemos, quem sabe, passar do arrependimento à esperança. (Tente agora com um exemplo pessoal.)

Da mesma maneira, quando nos sentimos entediados ou agitados, é porque estamos prestando atenção a uma referência atual — a algo que *não* está acontecendo agora. Podemos modificar a sensação de estarmos entediados ou agitados, desviando nossa atenção do presente para algo que esperamos que aconteça num futuro não muito distante. A referência temporal da qual se utiliza uma emoção pode ser muito importante na determinação das qualidades e no impacto da emoção. E, se a pessoa estiver sentindo uma emoção cuja referência temporal seja um componente importante, pode-se trocar uma emoção por outra simplesmente voltando a atenção para uma referência temporal diferente.

Modalidade

Ron, participante de um dos nossos grupos de treinamento, desesperadamente repetia que "não é possível livrar o mundo da fome". Mesmo concordando que o Mets poderia vencer o campeonato de futebol, ou que uma mulher pudesse vir a se tornar presidente dos Estados Unidos, ou que a meteorologia pudesse acertar a previsão do tempo, ele sacudia tristemente a cabeça e insistia em que era impossível acabar com a fome no mundo. Pedimos que imaginasse que as Nações Unidas tivessem decidido encarregar a várias pessoas a solução de certos problemas e que ele fosse *a* pessoa escolhida para dirimir a fome no mundo. Mesmo relutando no início em aceitar a responsabilidade, ao compreender que era a única pessoa a quem poderia ser dada essa responsabilidade de criar um plano contra a fome, ele aceitou a tarefa. Sua reação imediata foi começar a pensar em possíveis abordagens, usando repetidamente preâmbulos esperançosos do tipo "Bem, poderíamos...", "Talvez se nós..." e "Com certeza, as pessoas poderiam..."

Da mesma maneira que a atitude de Ron em relação à extinção da fome no mundo, nossas crenças sobre o quão necessário, possível ou impossível, ou ainda importante algo seja podem afetar enormemente nossas emoções — e vice-versa. Acreditar que é *necessário* que tudo aconteça da melhor forma possível tem um impacto bastante diverso sobre nossas reações do que acreditar que é *possível* que tudo aconteça da melhor maneira possível. Da mesma forma, acreditar que *não é possível* que as coisas aconteçam da melhor forma possível, ou que é *desejável* que as coisas aconteçam da melhor maneira possível, terá sobre as pessoas um impacto diferente do que a crença a respeito de necessidade e possibilidade. Quando a nossa experiência subjetiva nos dita que algo específico é necessário, ou possível, ou impossível, ou desejável, estamos operando a partir do que chamamos de *modalidade*.

Algumas emoções são mais estruturadas pelas modalidades do que outras. A responsabilidade, por exemplo, é uma emoção que depende bastante das modalidades para suas qualidades e efeitos. Talvez você já tenha estado numa situação em que algo precisa ser feito e, mesmo que não tivesse a habilidade necessária, era a pessoa mais bem capacitada a fazê-lo. Como resultado, a tarefa coube a você. Sentindo-se desafiado, você reagiu à altura, e os resultados foram além do esperado. Isso se deve ao *sentimento* de responsabilidade que você sentiu.

Ao acreditarmos que "algo *precisa* ser feito", estamos expressando uma modalidade de necessidade. Assim como a noção de que "sou eu quem deve fazê-lo" baseia-se também na modalidade de necessidade, implicando que é necessário que *você* o faça. A partir do momento em que tenha aceito o fato de que a tarefa precisa ser feita, e de que cabe a você executá-la, a questão de saber se é *possível* ou não fazer deixa de ser importante e passa-se a considerar *como* vai se executar a tarefa. A partir do momento em que nos sentimos responsáveis, há uma pressuposição de "eu devo", e o raciocínio passa a aceitar essa pressuposição.

Um terceiro componente do sentimento de responsabilidade é a confiança da pessoa que acredita que *pode* realizar uma tarefa (uma modalidade de *possibilidade*). A maneira como essa pergunta é respondida determina basicamente como a responsabilidade será encarada. Se a pessoa acha que não pode, ou que não é possível fazer o que deve ser feito, então provavelmente terá uma sensação de incapacidade ou desespero e tentará não fazer o que precisa ser feito. Agora, se a pessoa acredita que tem condições de fazer o que for necessário, ela provavelmente reagirá, sentindo-se capaz ou poderosa, e cumprirá sua responsabilidade.

"Isto deve ser feito"	Há conseqüências caso a tarefa seja ou não realizada.
"Sou eu quem deve fazê-lo"	Sou o mais capacitado para fazê-lo.
"Posso fazê-lo"	Posso fazê-lo agora, ou poderei fazê-lo algum dia.

Pode-se testar a necessidade de cada um desses componentes examinando algo pelo qual nos sentimos responsáveis e eliminando a seguir qualquer um desses componentes de modalidade. Por exemplo, suponhamos que você se sinta responsável pela melhoria da qualidade das escolas de seu bairro. Você poderia (apenas por um momento) achar que a qualidade das escolas está boa, ou que nenhuma mudança nas escolas alteraria a qualidade do ensino nelas ministrado (eliminando a categoria "precisa ser feito"). Ou ainda você poderia acreditar que melhorar escolas é tarefa específica dos professores e administradores (o que eliminaria a modalidade "deve ser feito por mim"). Ou, quem sabe, poderia achar que não há nada que você possa fazer a respeito das escolas (eliminando a categoria "posso fazê-lo"). Em cada caso, assim que um dos três componentes é eliminado ou anulado, o sentimento de responsabilidade desaparece para ser substituído por outra coisa.

Portanto, o resultado de se acreditar que algo precisa ser feito, que deve ser feito por você e que você é capaz de fazê-lo, é o sentimento de responsabilidade. Assim que nos sentimos responsáveis em relação a alguma coisa, nosso pensamento volta-se para descobrir como levar a cabo a responsabilidade — em outras palavras, como fazer o que precisa ser feito. A modalidade de impossibilidade transforma-se em modalidade de possibilidade. Foi assim que Ron passou do desespero quanto à possibilidade de eliminar a fome do mundo para a atitude de saber como isso poderia ser realizado.

A linguagem é geralmente uma janela para os nossos pensamentos, percepções e sentimentos. E um conjunto de palavras que descrevam essas modalidades nos dá acesso a uma dessas janelas. Essas palavras são apenas expressões verbais de crenças que temos em relação à necessidade, à possibilidade e à vontade de fazer algo. Por exemplo, quando dizemos que "precisamos" ou "devemos" fazer alguma coisa, estamos expressando uma crença modal de *necessidade*. Palavras como "poderia", "posso" e "devo" refletem uma crença modal de *possibilidade*, enquanto a expressão "não posso" reflete uma crença modal de *impossibilidade*. A crença de que algo é desejável ou não é comunicada através de palavras indicativas do tipo "quero", "farei", "deveria" e "não farei". Muitas das emoções que sentimos devem-se em parte às modalidades que usamos em certas ocasiões. A lista a seguir contém alguns outros exemplos

Palavras indicadoras *Emoções*

Necessidade	Desespero, necessitado
Ter que	Pressão, sobrecarga, obsessão
Dever	Obrigação
Deveria ter/	Culpa, arrependimento
Não deveria ter	
Poderia	Otimismo, esperança, prudência e ponderação
Posso	Capaz, hábil, confiante, disposto
Talvez possa	Vulnerável, apreensivo, curioso
Poderia ter sido/	Decepção, desapontamento
Talvez pudesse ter sido	
Não posso	Desamparo, inadequação
Não pode ser feito	Desespero, resignação, desesperança

Quero   Motivado, atraído, desejoso, ambicioso, concupiscente
Vou fazer   Tenaz, determinado, paciente (quando o objetivo continua a ser mantido), ambicioso (no caso de muitas pessoas)
Não vou fazer   Obstinado

    Cada uma das palavras indicadoras relacionadas acima representa uma crença a respeito da necessidade ou da possibilidade a respeito de algo, e essas crenças modais contribuem amplamente para o surgimento das emoções enumeradas.

    Como acontece com todas as distinções apresentadas neste capítulo, as modalidades podem ser usadas para se construir emoções desejadas ou necessárias. Usando-se a "responsabilidade" como exemplo, pode-se fazer com que nós mesmos, ou outra pessoa, nos sintamos responsáveis através do estabelecimento dos componentes necessários de modalidade daquela emoção — em outras palavras, convencendo, de maneira eficaz, outra pessoa de que:

☐ "A tarefa" precisa ser realizada (para se evitar conseqüências negativas ou para criar um resultado positivo);

☐ "A tarefa" deve ser feita por aquela pessoa em especial (ela é a melhor escolha, a única ou a mais adequada);

☐ Ela pode realizar a "tarefa" (o que precisa ser feito pode ser executado por ela).

    Convém lembrar que para fazer com que nós mesmos, ou outra pessoa, nos sintamos responsáveis, é importante saber as razões de uma "tarefa" precisar ser realizada, e essas razões devem ser sentidas como aceitáveis ou adequadas. Não basta fazer com que a pessoa *seja* responsável. Ela deve *sentir-se* responsável para que cumpra a tarefa de bom grado. Por exemplo, poucos adolescentes sentem-se responsáveis por ajudar a cuidar de seus irmãos. Para que eles se sintam responsáveis por cuidar de seus irmãos é necessário que sintam que é importante — por exemplo, porque os pais ficam com mais tempo livre para ganhar o dinheiro necessário à manutenção da família. O adolescente precisa em seguida aceitar a tarefa de cuidar de seus irmãos como algo de sua alçada, seja como um privilégio, ou um trabalho, ou simplesmente porque não há mais ninguém para fazê-lo. E, finalmente, o adolescente deve sentir que ele pode fazer o que precisa ser feito, isto é, que ele sabe o que fazer para tomar conta de seus irmãos menores de maneira adequada.

    Em geral, as pessoas cujos sentimentos de responsabilidade baseiam-se nessas três qualidades sentem-se determinadas e capazes de cumprir suas responsabilidades. Ao designarmos uma tarefa para alguém, dizendo simplesmente: "É você quem deve fazer isso", corremos o risco de suscitar a modalidade "Não vou fazer" ou "Não tenho que fazer". Neste caso, acabamos criando na pessoa um sentimento de resistência, em vez de responsabilidade. E, se essa pessoa aceitar cumprir a tarefa, talvez o faça achando que não tem condições de fazê-la adequadamente, criando em si própria a carga de responsabilidade, acompanhada da sensação de incapacidade. A inclusão do terceiro passo, "Eu posso", assegura que o sentimento de responsabilidade também inclui uma sensação de capacidade, formando os três passos em uma única etapa poderosa.

Envolvimento

Ned, primo de Leslie, terminara o segundo grau havia um ano. E não tinha planos para fazer um curso universitário. Na verdade, não tinha nenhum plano. Passava a maior parte do tempo rondando pela casa, dizendo a todo momento: "Quem dera eu tivesse um emprego", "Gostaria muito de ter um carro" e "Tomara que meus amigos telefonem". Durante nossa visita familiar anual, passamos um dia inteiro ouvindo os desejos de Ned, até que não agüentamos mais. Olhamos fundo nos olhos dele e dissemos: "Bem, o que você vai *fazer* para conseguir tudo o que quer?" Ned nos olhou, sem expressão. "Fazer?", respondeu. Passamos o resto da noite conduzindo Ned por vários caminhos para se decidir a procurar um emprego. No final da noite, Ned viu qual seria o seu papel para transformar seus desejos em realidade, e o sentimento de expectativa que sentiu naquela noite ainda permanecia com ele quando foi procurar um emprego no dia seguinte.

Da mesma forma que se pode sentir que algo é possível ou desejável, podemos sentir-nos envolvidos de maneira *ativa* ou *passiva*. Ned não tinha um sentimento de participação direta ou indireta na realização de seus desejos. Era como se houvesse forças "lá fora" que realizariam ou não os seus desejos, por isso ele achava que nada havia a fazer para realizá-los. (Assim que Ned decidiu que queria algo diferente, ele criou um *objetivo* para si mesmo.)

Todos nós já estivemos em situações em que nos encontrávamos comprometidos com um resultado final e em outras que nos sentíamos apenas passivamente envolvidos. Embora os sentimentos de passividade de Ned certamente resultavam em seu comportamento passivo, não estamos falando de *comportamento* passivo ou ativo, e sim de *sentir* que estamos envolvidos de forma útil ao criar o que nos acontece — "ativo" — ou impotentes em relação àquilo que acontece — "passivo".

Por exemplo, pense em algo que ambicione fazer, talvez tornar-se sócio da empresa onde trabalha, criar uma horta em casa ou passar uma noite agradável com seu parceiro. Agora, sinta ambição em tornar real seu objetivo. Ao fazer isso, você poderá notar uma sensação de envolvimento ativo para atingir seu objetivo, uma sensação de que há coisas que você pode *fazer*. Se descartar essa sensação de atividade e substituí-la por uma sensação de esperar que as coisas aconteçam, o sentimento de ambição desaparecerá. Para a maioria das pessoas, a sensação de passividade enquanto se mantém o objetivo desejado cria a emoção da esperança. O objetivo é encarado como algo a ser esperado, algo que deve vir a nós, em vez de algo a que devemos ir ao encontro. Da mesma forma, ao se substituir a sensação de envolvimento ativo para se atingir um objetivo que esperamos que aconteça, criar-se-á o sentimento de ambição. Tente essa transformação com algumas de suas esperanças e ambições. Além do envolvimento ativo, você descobrirá que dois dos componentes da ambição são uma referência futura de tempo (pensar num objetivo que reside num futuro a curto ou a longo prazo) e a modalidade de "Eu posso e vou conseguir". Na verdade, a referência futura de tempo e essa modalidade contribuem para o envolvimento ativo.

A sensação de passividade em relação a um objetivo cria uma atitude de "vamos esperar para ver", e também de aceitação, mesmo que seja acompanhada por um sentimento de inveja, em relação àquilo que as circunstâncias podem nos oferecer. Dentre as emoções que, pelo menos parcialmente, derivam suas qualidades dessa sensação de passividade estão a esperança, a apatia, a complacência, a satisfação, a solidão e a calma. Não importa o quão intensamente se deseja uma coisa, no momento que ela permanece como esperança há uma sensação de ter de esperar para ver se conseguiremos aquilo que desejamos. Objetivos foram criados com sentimentos como complacência, satisfação e apatia, ou, quem sabe, nem chegaram a se realizar, e a pessoa não tem a sensação de ter de fazer algo em relação aos seus objetivos. A sensação de solidão implica o desejo de estar com pessoas sem ser capaz de tomar a iniciativa para tornar aquele desejo real.

Como já mencionamos, estar emocionalmente ativo cria uma sensação de compromisso com objetivo e capacidade pessoal para influenciar as circunstâncias. Envolver-se de forma ativa torna possível sentir emoções como determinação, ambição, afeição, curiosidade, medo, desgosto e frustração. Cada uma dessas emoções caracteriza-se por um sentimento de necessidade de fazer algo para atingir um objetivo qualquer. No caso do sentimento da determinação, começar a fazer o que é preciso; no da ambição, poder atingir um certo nível; no da curiosidade, entender alguma coisa; no da frustração, fazer com que algo aconteça da maneira desejada por nós. E assim por diante.

É mais fácil ser passivo quando não se tem nenhum objetivo em mente, para uma situação específica. Se tivermos um objetivo em mente, seremos ativos ou passivos em relação à busca daquele objetivo. Algumas vezes o objetivo implicará ir *em direção* a algo (mantendo uma amizade, adquirindo um novo conhecimento, sentindo-se de uma maneira especial); outras, o objetivo implicará *se afastar* de algo (se livrar de uma dor de cabeça, não repetir um erro, evitar uma pessoa chata). O grau de envolvimento ou o fato de estarmos indo em direção ou nos afastando de alguma coisa combinam-se para criar certas emoções. Por exemplo, emoções como frustração, determinação, ambição, agressividade, afeição, amizade e curiosidade incluem uma sensação de estar ativo em relação a alguma coisa. Quando nos sentimos frustrados, estamos ativamente comprometidos em atingir o objetivo que até agora nos tem escapado. Da mesma maneira, o sentimento de agressão, afeição ou amizade inclui a sensação de estarmos comprometidos ativamente em direção a outra pessoa, e o sentimento de curiosidade compreende a sensação de se caminhar em direção à descoberta de algo. Sentir-se passivamente levado a *se afastar* de um objetivo é o ponto-chave do tédio, do desagrado, da solidão e da autopiedade, enquanto sentir-se passivamente levado a *atingir* um objetivo é parte importante da formação de emoções como esperança e paciência.

Intensidade

Leslie parou de ler a revista para ver as horas. Ela estava preocupada com nosso filho, Mark. Já eram dez horas e quinze minutos e ele ainda não havia voltado do *show*. O atraso era de apenas quinze minutos, mas Leslie já estava digressionando sobre as razões desagradáveis do atraso de Mark. Quando, quinze minutos mais tarde, Mark ainda não havia retornado, Leslie começou a pensar em possibilidades mais *graves*, e logo sua imaginação passou a inquietá-la. À medida que os minutos se arrastavam, Leslie começou a repassar as horríveis cenas imaginárias cada vez mais rápido, acrescentando novos detalhes, até chegar a um ponto extremo de ansiedade. Ela jogou a revista e começou a andar de um lado para outro na sala. Leslie passou então a olhar pela janela, esperando a chegada do carro e olhando sem cessar o telefone. Perdendo totalmente o controle, correu para o telefone a fim de ligar para a polícia, o local do *show*, os amigos de Mark, qualquer pessoa! E então a porta da frente se abriu.

A viagem emocional de Leslie da preocupação ao desespero histérico foi aumentado apenas por um componente de sua experiência, a *intensidade*. Acompanhando cada passo emocional estava um aumento da intensidade das imagens que ela fazia, incluindo ainda outras imagens, detalhes mais completos, mais cores, mais sons. Um aumento da intensidade de seus movimentos, como andar de um lado para outro. E um aumento da intensidade das sensações. Como no caso da progressão emocional sentida por Leslie, passando da preocupação à inquietação, à ansiedade e daí ao desespero, as diferentes qualidades das muitas emoções devem-se às suas intensidades características. A intensidade da qual falamos não é absoluta, e sim subjetiva e relativa. Embora raiva e desaprovação sejam estruturalmente emoções muito parecidas, elas são evidentemente diferentes em intensidade, sendo a raiva mais intensa do que a desaprovação.

Sempre se pode passar de uma emoção para outra, simplesmente mudando a intensidade das experiências que estamos sentindo no momento. Como ilustração, pense em um objetivo que atingiu recentemente e com o qual ficou satisfeito. Quando sentir novamente essa emoção, aumente sua intensidade, tornando as imagens internas do que fez mais vívidas e coloridas, seus sentimentos mais fortes e modificando seu diálogo interno para incluir elogios como "Puxa, eu consegui, é fantástico! Veja o quanto isso foi bom para mim. Isso mostra o quanto sou genial!" No caso da maioria das pessoas, o aumento de intensidade de se sentir satisfeita dessa forma leva-as a se empolgarem e até chegarem à euforia.

É claro que a intensidade é um *continuum* que tanto pode ser aumentado como diminuído. Na emoção de euforia pode-se embaçar as imagens internas, sensações, sentimentos e o diálogo interno de tal maneira que ela se transforme em entusiasmo ou satisfação. Mesmo sendo direta e eficiente, a mudança de intensidade raramente é usada pelas pessoas para se ter os tipos de experiências emocionais de que precisam ou gostariam de ter. Por exemplo, se você pensar em algumas experiências suas, provavelmente descobrirá ocasiões em que se desmereceu sentindo-se apenas satisfeito, quando deveria ter-se sentido orgulhoso. Ou, ainda, deve ter havido outras ocasiões em que se sentiu muito orgulhoso ou contente quando teria sido mais adequado sentir-se simplesmente satisfeito — por exemplo, ao conseguir um pequeno aumento de salário, quando precisava e queria ter conseguido muito mais.

Exemplos de emoções estruturalmente parecidas, que variam porém em intensidade relativa, incluem (da menos à mais intensa):

desapontado → *triste* → *decepcionado*
satisfeito → *entusiasmado* → *feliz* → *eufórico*
preocupado → *chateado* → *ansioso* → *histérico*
curioso → *interessado* → *empolgado* → *excitado* → *obcecado*
chateado → *com raiva* → *furioso*

Embora as setas estejam indicadas em uma única direção, elas também podem ir na outra. Se for necessário, pode-se passar da "excitação" a um "entusiasmo" mais adequado, ou transformar "raiva" em "chateação", diminuindo a intensidade das sensações, imagens e diálogo interno. Entretanto, reduzir a intensidade pode ser como tirar o sal de um alimento. É sempre mais fácil acrescentar do que tirar o que foi colocado em excesso. Em geral é mais fácil passar de uma emoção para outra modificando seus componentes, em vez de reduzir sua intensidade. Examinaremos esse assunto num dos próximos capítulos.

Comparação

Todos nós já nos sentimos incapazes em alguma ocasião, mas Jonathan, um de nossos clientes, em geral experimentava essa sensação. Ele naturalmente quase nunca estabelecia objetivos, e quando o fazia, sucumbia rapidamente aos sempre presentes sentimentos de incapacidade e desistia. Não é de surpreender, portanto, que ele nos pedisse para ajudá-lo a "manter seu interesse" e "continuar ligado ao que estava fazendo até atingir seu objetivo".

Descobrimos que Jonathan criava seu sentimento de incapacidade da mesma forma que muitos de nós — fazendo comparações entre ele e outras pessoas. Ao fazer isso, ele "descobria" que os outros podem fazer, ou já fizeram, coisas que ele não pôde, ou não fez. Outro ingrediente necessário era a crença de que sua alegada incapacidade o rebaixava diante de outras pessoas. Com certeza, cada um de nós encontrará exemplos de situações em que nos comparamos aos outros, vemos a nossa desvantagem e usamos isso como prova de nossa falta de qualidade. Por exemplo, ao vermos outras pessoas dançando de forma criativa e graciosa, enquanto nós nos movimentamos como um elefante em uma loja de louças. O fato de não conseguirmos dançar como os outros é traduzido como inferioridade, por isso nos sentimos incapazes.

Mas as comparações de Jonathan não se limitavam à pista de dança. Ele constantemente comparava o que conseguia fazer com habilidades, talento e resultados obtidos pelos outros. Como os outros sorriam, andavam, corriam, dirigiam, riam, falavam, dançavam, se davam com outras pessoas e esperavam a chegada dos elevadores — literalmente tudo era causa de comparação. Reconhecendo que a tendência de Jonathan para a comparação permeava toda a sua vida, fizemos com que prestasse atenção nas coisas em que havia melhorado, em relação ao passado, pedindo-lhe que se fizesse constantemente a pergunta: "De que maneira melhorei?" Em vez de tentar convencê-lo a não fazer comparações, simplesmente mudamos aquilo que ele estava comparando. Ele imediatamente passou a se sentir capaz a maior parte do tempo e em variadas ocasiões. Passou também a se comportar de acordo com sua nova reação emocional, mantendo-se interessado e obstinado em atingir o objetivo que havia estabelecido, em vez de fugir, como sempre fizera.

Assim como Jonathan demonstrou tão bem, quase sempre prestamos atenção ao grau em que as coisas combinam ou não entre si. Quando se está prestando atenção apenas à maneira que as coisas *combinam*, tendemos a notar mais aquilo que parece ser igual e o estabelecemos como padrão. Por exemplo, quando compramos um carro novo, subitamente passamos a notar dezenas de carros do mesmo tipo. De todos os milhares de carros que circulam, os que são iguais ao nosso parecem sobressair, como se na noite anterior todo mundo tivesse decidido comprar a mesma marca de carro. A comparação é um componente importante da criação de emoções do gênero "agradável" e "satisfeito". Um aspecto essencial de ambas é que passamos a observar as maneiras segundo as quais o que desejamos foi ou está sendo satisfeito.

Quando queremos que nosso filho corte bem a grama e prestamos atenção apenas ao pequeno pedaço que não foi bem feito, ignorar o fato de que o resto da grama foi bem aparada parece perfeito. Ou quando a perfeita noite a sós com um companheiro foi estragada porque ele não está com vontade de fazer amor (mesmo que ele tenha desejado ter uma noite a sós, calorosa e amorosa com você), está havendo uma *incompatibilidade*. A assimetria é um elemento importante das emoções de desagrado, frustração, desprezo e decepção.

Pare um momento para vivenciar novamente as situações em que sentiu qualquer uma dessas quatro emoções e poderá observar que está prestando atenção àquilo que conseguiu ou fez que *não combina* com o que queria ou pretendia. Agora, retome alguns desses exemplos e veja as partes daquilo que conseguiu que o *satisfizeram* pelo menos em parte e observe como mudam seus sentimentos. Para muitas pessoas, incompatibilidade também está subjacente à sensação de bom humor, de achar engraçadas discrepâncias bizarras e inesperadas.

Quando prestamos atenção ao *nível* em que as coisas são parecidas ou diferentes, estamos adotando a mesma atitude de Jonathan — isto é, fazendo comparações. Ao fazer comparações, estamos observando se somos mais ou menos graciosos do que outra pessoa, mais ou menos inteligente do que nossa irmã, mais ou menos do que nosso vizinho (ou do que estávamos no ano anterior), e assim por diante. Como pudemos observar com Jonathan, fazer comparações entre nossas habilidades e feitos e os de outra pessoa pode criar a base de um sentimento de incapacidade. Tais comparações também podem estar embutidas nos sentimentos de presunção, desprezo e inveja, como quando comparamos nossos bens com os de outra pessoa.

Embora as comparações geralmente estejam presentes nessas emoções, elas também podem ser geradas pela incompatibilidade. Podemos ter inveja do vizinho por causa do seu novo carro, ou nos sentirmos incapazes quando nossos colegas já atingiram uma estabilidade na vida que estamos longe de alcançar. Na verdade, todas as emoções enumeradas acima que são parcialmente baseadas na incompatibilidade também podem ser geradas através de comparações. Podemos sentir-nos decepcionados quando um filme a que assistimos não corresponde à nossa previsão, ou frustrados com o nosso progresso em um projeto que parece não ter fim. Tanto a incompatibilidade como as comparações podem nos tornar conscientes da *diferença* — seja ela absoluta, no caso da incompatibilidade, ou relativa, no caso de comparações. O reconhecimento da diferença é importante na criação das emoções enumeradas acima, tanto no caso da incompatibilidade como no das comparações.

Ritmo

Nosso filho Mark sabia que seu saque no tênis não era dos melhores, mas tinha consciência de que jogava bem melhor do que estava fazendo até agora. Já havia cometido várias faltas duplas e sentia-se cada vez mais frustrado. À medida que crescia sua frustração, também aumentavam suas faltas. Logo, ele passou a falar consigo mesmo, com uma voz marcada pela raiva, andando de um lado para outro rapidamente, com os olhos ora fixos, ora movendo-se rapidamente pela quadra, em um esforço por observar tudo o que podia. Quando chegou sua vez de sacar, Mark dirigiu-se à linha e jogou a bola para cima. Mas, quando viu a bola alta demais para que pudesse realizar um bom saque, ele parou e pensou: "Espere aí. Tenho que me acalmar". Então bateu repetidamente a bola no chão por alguns minutos, reduzindo todos os seus movimentos, até chegar o momento de servir. Entre as jogadas, Mark continuou a funcionar em um ritmo mais lento e logo deixou de se sentir frustrado, e sim determinado a voltar a jogar tão bem quanto sabia que podia.

Às vezes, sentimos que estamos indo rápido demais, outras vezes, devagar; outras, de forma metódica; outras ainda, de maneira errada, e assim por diante. Em outras palavras, há um ritmo em nossas experiências. O *ritmo* é uma qualidade da experiência pouco reconhecida, apesar de ser um aspecto propulsor daquilo que estamos sentindo. O uso mais conhecido e explícito do ritmo pode ser visto nos filmes e na televisão, onde a música de fundo geralmente é usada para gerar nos espectadores a reação emocional que o diretor deseja criar. Veja um filme sem o som durante algum tempo, depois ligue o som, sem olhar o filme, e terá uma experiência direta da importância do ritmo da música na geração da experiência. Quando ouvimos uma música, às vezes combinamos os ritmos de nossas seleções aos ritmos dos nossos sentimentos, enquanto outras vezes selecionamos ritmos que gostaríamos de estar sentindo — por exemplo, ao colocarmos uma música vibrante para contrabalançar um sentimento de inércia.

O ritmo parece permear todas as nossas emoções. As emoções que dependem de ritmos rápidos incluem excitação, pânico, inquietação, impaciência, ansiedade e raiva. Os ritmos mais lentos acompanham as emoções de tédio, solidão, apatia, covardia, paciência, aceitação e satisfação. Os sentimentos de ansiedade e nervosismo geralmente compreendem ritmos rápidos, porém desiguais, enquanto um ritmo lento e uniforme ajuda a criar uma sensação de calma.

Quando dizemos que essas emoções "dependem" de certos padrões de ritmo, queremos dizer que os padrões de ritmo são importantes para a determinação da qualidade subjetiva das emoções. Quando estamos entusiasmados com alguma coisa, o ritmo que sentimos é *rápido*. Na verdade, algumas vezes estamos *tão* entusiasmados que nosso ritmo se acelera a ponto de não notar grande parte do que está acontecendo ao nosso redor. Estamos "indo" tão rápido que nem permitimos o tempo necessário para absorver a informação ao nosso redor. Mesmo quando não estamos num ritmo tão frenético, é praticamente impossível nos sentirmos entusiasmados, mantendo um ritmo lento ao mesmo tempo. (Tente fazer isso.)

De outro lado, a sensação de paciência compreende um ritmo *lento*. É impossível estar paciente e sentir um ritmo rápido simultaneamente. (Tente mais uma vez.) Na verdade, a reação mais comum de pessoas que se dão conta que estão se sentindo inadequadamente impacientes é respirar profunda e lentamente, o que diminui imediatamente o ritmo, gerando uma sensação de maior paciência. Tanto a paciência como a impaciência implicam a existência de um objetivo final bem definido. A diferença significativa entre ambas é que a paciência tem um ritmo mais lento, enquanto a impaciência tem um ritmo mais rápido. (A paciência também tem uma referência temporal mais longa. Seu objetivo pode estar num futuro mais distante.) Pode-se explorar essa diferença lembrando-se de algo a respeito do qual se sente impaciente e diminuir o ritmo. E também lembrando-se de algo sobre o qual se sente paciente e acelerando o ritmo.

Como observamos nos exemplos acima, a mudança de ritmo modifica profundamente as emoções. Por exemplo, o ritmo do desencorajamento é relativamente lento. Entretanto, quando aceleramos o ritmo do desencorajamento, ele se transforma em frustração, que, aliás, é uma emoção mais útil se ainda buscamos atingir nosso objetivo. Por outro lado, quando estamos felizes com alguma coisa no presente e diminuímos o ritmo, o sentimento em geral muda para algo parecido com a alegria ou contentamento, emoções que algumas pessoas preferem à felicidade.

A melhor emoção em uma situação específica depende da situação e da experiência que a pessoa deseja ter no momento. Se diminuirmos o ritmo enquanto nos sentimos ansiosos, a emoção mudará para apreensão, o que pode ser uma escolha melhor, caso não seja tão inapta quanto a ansiedade. Se acelerarmos o ritmo do tédio, ele passará a ser impaciência, o que pode ser útil para nos tirar de uma situação enfadonha, mas pode ser inútil e desagradável se a situação em que nos encontramos nos ofereça poucas opções, como ficar numa fila qualquer ou presos no meio do trânsito na hora do *rush*. Nessas situações, seria melhor mudar a emoção, alterando-se a estrutura temporal. Por que não aproveitar o momento para lembrar os bons velhos tempos e sentir saudades? Ou talvez fosse mais fácil pensar nas férias que vamos tirar, em algo que queremos conseguir ou em um futuro encontro amoroso e experimentarmos uma expectativa agradável.

Critérios

Nossa amiga Katy atendeu o telefone com a mão firme e alguns minutos depois, ao desligá-lo, sua mão tremia. Quando sua secretária lhe perguntou o motivo dessa transformação, Katy disse que seu chefe queria o relatório das contas principais, das quais era responsável, pronto na próxima reunião. A secretária tentou animá-la dizendo: "Você lida com essas contas há um ano e deve conhecê-las de trás para diante". Katy jogou-se na cadeira e respondeu: "Não é bem assim. A reunião foi antecipada para amanhã. Não há como preparar o relatório". Katy passou as três horas seguintes preparando sua apresentação, mas sabia que precisaria de pelo menos uma semana para se preparar corretamente. À medida que as horas passavam, sua ansiedade aumentava. Ela começou a entrar em pânico e chegou a pensar em tomar um calmante, quando o telefone tocou novamente. A mão que desligou o telefone estava totalmente firme desta vez. Seu chefe ligara, pedindo desculpas por não poder estar presente à reunião. Katy sorriu para sua secretária e disse: "Como estarão presentes apenas os chefes de departamento, vou apresentar apenas as linhas gerais. Vai ser uma tranqüilidade", disse languidamente.

Com certeza, você já percebeu que não basta apenas juntar uma referência temporal, modalidade, intensidade, ritmo etc., para se ter acesso a uma emoção. As emoções ocorrem sempre dentro de um contexto ou situação específicos — mesmo que nem sempre se esteja consciente do contexto, como quando se está ansioso, sem perceber que a ansiedade está ligada à apresentação de um relatório. As situações mudam, e, quando isso acontece, o que é importante para nós também muda. Por exemplo, durante o tempo em que Katy achou que o seu chefe estaria presente à reunião, era importante ter o material "na ponta da língua", e ela estava ansiosa. Mas, quando descobriu que seu chefe não estaria presente, o importante passou a ser "poder falar em linhas gerais", e ela passou a ter confiança. O termo que usamos para aquilo que consideramos importante é *critério*.

Os critérios são padrões aplicados em uma situação específica. No caso de Katy, os critérios que ela aplicou inicialmente à sua apresentação eram o de ter tudo "na ponta da língua". Esse critério e o que ela acreditava ser seu nível real de preparação juntaram-se para fazê-la ficar ansiosa. Se ela tivesse pensado que tinha tudo na ponta da língua, poderia ter-se sentido entusiasmada ou confiante, em vez de ansiosa. Quando a ausência do chefe tornou possível modificar seu critério, fazendo-a pensar em sua apresentação apenas em "linhas gerais", sua reação emocional à apresentação foi conseqüentemente modificada.

Como demonstramos em diversos exemplos neste capítulo, quando um componente significativo é modificado, muda também a nossa experiência emocional. No exemplo sobre a ansiedade, se a modalidade tivesse mudado de *necessidade* para *possibilidade*, e o envolvimento de *passivo* para *ativo*, Katy teria se sentido desafiada, em vez de ansiosa. Da mesma forma, se mudarmos os critérios usados, deixando todos os outros componentes intatos, a reação emocional mudará também. Como os outros componentes que já descrevemos, os critérios interagem simultaneamente com todos os outros componentes, para gerar, em algum momento, as nossas emoções.

Alguns exemplos específicos tornarão mais claro o efeito dos critérios. Digamos que um amigo seu observa a situação pela qual está passando atualmente através de uma série de componentes que incluem uma orientação de referência temporal *futura*, com uma modalidade de *necessidade* ("Isso vai acontecer"), uma sensação de engajamento *passiva* e um *alto* nível de intensidade. Agora, suponhamos que ele receba a notícia de que sua mulher está grávida. Usando os componentes que acabamos de descrever, como ele se sentiria? A resposta é: não se pode saber, até que conheçamos os critérios que ele está usando. Se estiver empregando o critério de *ganhar alguma coisa* (isto é, ele percebe a gravidez em relação ao que ele está ganhando), ele sentirá uma expectativa ou entusiasmo agradável. Entretanto, se ele, usando os mesmos componentes, utilizar o critério de *estar perdendo alguma coisa*, talvez sinta medo de perder a liberdade com a chegada de um filho. O que mudou foi o critério, que, no primeiro exemplo, é o de *ganhar alguma coisa*, e no segundo, o de *perder alguma coisa*.

Ser pai

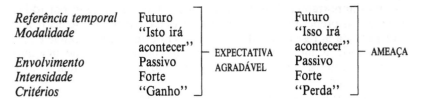

Suponhamos agora que, quando seu chefe o convida para um almoço de negócios pela primeira vez, uma pessoa passa a operar a partir do *presente*, com uma modalidade de *possibilidade* ("pode ser"), um envolvimento *ativo, comparativo*, de *forte* intensidade, e com o critério de "aceitação" (ou seja, é importante ser aceito). Essa pessoa poderia se sentir agradecida ou aliviada. Usando-se os mesmos componentes e a mesma situação, porém mudando o critério para "O que posso ganhar com isso?", essa mesma pessoa pode se sentir ambiciosa ou ávida.

Convite para o primeiro almoço de negócios com o chefe

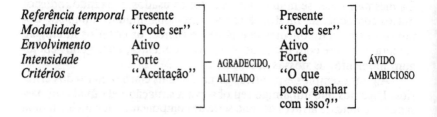

Assim como o ritmo, a referência temporal, a modalidade, o envolvimento e a comparação do que combina, os critérios são elementos da nossa experiência emocional que fornecem meios para influenciarmos profundamente a qualidade da nossa experiência.

Abrangência do segmento

Talvez no momento em que Katy pensou no seu relatório, ela o fez em termos da tarefa como um todo. Seus sentimentos talvez fossem diferentes se ela tivesse dividido o trabalho em partes menores. Por exemplo, em vez de trabalhar na tarefa gigantesca de fazer o RELATÓRIO, ela poderia ter pensado em reunir as informações importantes, decidindo o que seus colegas precisavam saber, esboçando uma seqüência de apresentação, planejando os cartazes a serem usados e decorando os fatos mais importantes. Naturalmente, Katy deve ter passado por todas essas etapas preparatórias. A diferença está na maneira como ela pensa a respeito da apresentação do relatório. Trata-se de uma grande etapa ou uma série de etapas menores? O trabalho pode ser visto de uma maneira ou de outra. Porém, o impacto emocional de cada uma delas é bem diferente.

O banco de Frances deixara de creditar em sua conta um grande depósito que ela havia feito para pagar seus impostos, deixando sua conta no vermelho e seus cheques "voando" por toda a cidade. Embora receosa de enfrentar os todo-poderosos banqueiros, ela foi ao banco exigir que eles providenciassem imediatamente fundos em sua conta. Mas ela não conseguiu e voltara para casa chateada com o banco e insatisfeita consigo. Quando Frances explicou a sua amiga que estava chateada com a falta de consideração dos funcionários do banco e insatisfeita por não ter conseguido o que queria, ela disse: "Pelo menos, fez o melhor que podia". Frances sacudiu a cabeça e respondeu: "Não é verdade". Tentando algo menos ambicioso, sua amiga disse: "Pelo menos, você tentou". Frances suspirou: "Pelo menos". Esforçando-se mais uma vez, sua amiga disse: "Bem, você deve ter feito alguma coisa!" Frances parou um pouco para pensar e respondeu, rindo: "É verdade. Com todo o medo que estava sentindo, eu disse a ele: 'Vocês ainda vão ter notícias minhas', e fui embora". Frances estalou os dedos: "Disse assim mesmo". Sua amiga pareceu um pouco cética e estalou os dedos como Frances havia feito. Frances assentiu e repetiu: "Disse assim mesmo". E sentiu-se satisfeita por ter ao menos conseguido expressar sua raiva.

Fora importante para Frances confrontar de maneira adequada o monolítico banco. Seu critério, nesse caso, era ser *adequada*. Quando ela examinou pela primeira vez a maneira como havia lidado com a situação, tudo o que conseguia ver era que havia agido de uma forma que não considerava adequada, e por isso sentiu-se insatisfeita. O que fez Frances deixar de sentir-se insatisfeita para sentir-se satisfeita foi o fato de ela passar a prestar atenção naquele detalhe de seu desempenho que ela *considerou* adequado. Dizer ao funcionário do banco: "Vocês ainda vão ter notícias minhas", saindo em seguida, era uma pequena parcela do objetivo geral de fazer com que o banco creditasse o dinheiro em sua conta. No nosso jargão, o objetivo geral representa um "segmento abrangente", relativamente falando, enquanto ameaçar o funcionário e sair do banco é um "segmento pequeno", em termos relativos.

O *segmento* é a descrição de parte de nossa experiência a que prestamos atenção, em relação ao que é possível perceber dentro de uma situação específica. Cada vez que a amiga de Frances tentava fazê-la sentir-se melhor, na realidade estava "detalhando a porção do segmento" daquela experiência, fazendo-a prestar atenção a partes cada vez menores da experiência. "Fazer o melhor que podia" é uma parte relativamente menor do que "atingir seu objetivo", enquanto "Você se esforçou" sugeriu a Frances que ela levasse em consideração a maneira adequada como lidou com uma parte ainda menor da discussão com os funcionários do banco. Esforçar-se é apenas uma parte de fazer o melhor que se pode. Dizer ao funcionário "Vocês ainda vão ter notícias minhas" é um detalhe ainda menor, na medida em que era apenas parte do que significava "esforçar-se", a parte que dizia respeito à expressão de sua raiva. Em cada caso, Frances estava levando em consideração detalhes menores de como ela havia se comportado de maneira adequada ao pedir ao banco que creditasse seu dinheiro.

Como sugerimos no exemplo acima, a segmentação para baixo leva a pessoa a prestar atenção a detalhes cada vez menores, enquanto a segmentação para cima leva-a a ter acesso a uma imagem maior e mais abrangente. Suponhamos que você esteja pensando em cultivar um jardim. Se segmentar para baixo o que implica ter um jardim, deverá pensar no que plantar, como preparar o solo, planejar o tempo que dedicará ao jardim etc. Esses são alguns dos detalhes (pequenos segmentos do objetivo) que se combinam para se criar o objetivo total do jardim. A segmentação para cima na questão de "ter um jardim" o levará a um objetivo mais amplo, como o de "sentir-se produtivo". Em outras palavras, ter um jardim pode ser um dos elementos subjacentes da criação de um objetivo maior de sensação de produtividade.

A abrangência do segmento é uma das maneiras pelas quais podemos modificar nossas emoções. Frances foi capaz de se sentir satisfeita ao segmentar para baixo sua experiência, até atingir o nível em que ela considerou ter satisfeito o seu critério de desempenho apropriado. As pessoas geralmente sentem-se incapazes ao visualizar uma tarefa de segmento amplo, que inclua objetivos que, segundo elas, estão além dos limites de sua capacidade. Quando segmentam para baixo as imensas tarefas, até chegar a etapas e habilidades variadas, necessárias para o bom cumprimento do objetivo, a sensação passa a ser de capacidade. Você pode tentar por si mesmo, pensando em algum objetivo que queira atingir, a respeito do qual se sente incapaz. Comece por segmentar para baixo, em etapas cada vez menores, até atingir os elementos de comportamento, percepção, habilidades e capacidades que considera estarem dentro de suas possibilidades. Organize sua abordagem em etapas. Sua emoção irá mudar.

Não queremos dizer que você deva reduzir toda a sua experiência em pequenos segmentos. Não existe nada de implicitamente certo ou errado quanto à abrangência do segmento. As percepções amplas podem levá-lo a algumas experiências admiráveis.

No primeiro e segundo dias do vôo, observávamos apenas os nossos países. "Aquela é a minha terra", disse, em Dallas, o príncipe sultão Ibn Salman al Saud da Arábia Saudita, que participou do vôo da nave espacial Discovery em junho passado, junto com astronautas franceses e americanos. "A partir do terceiro dia, só conseguimos distinguir os continentes. A partir do quinto dia só se vê a Terra — que se torna a Terra de todos nós... É uma sensação espantosa". (*Times*, de Los Angeles, 15 de setembro de 1985.)

Alguns estados emocionais caracterizam-se pela abrangência específica do segmento. Por exemplo, o terror, o espanto, a opressão e o desânimo quase sempre incluem o fato de se prestar atenção a grandes segmentos. Pode-se sentir espanto ao olhar para o Grande Canyon ou para algo tão pequeno quanto uma teia de aranha, mas, em ambos os casos, a atenção está voltada para o *todo*. Assim que se começa a dividir o Grande Canyon (em seus vários níveis, gargantas e faixas de cor) ou a teia de aranha (em seus padrões de linhas, a base da teia, os pontos de brilho), a sensação de terror desaparece, talvez para dar lugar a sentimentos de fascinação, curiosidade ou aprovação.

As emoções que caracteristicamente incluem pequenos segmentos são a irritação e o desagrado. Em geral, quando nos sentimos irritados, prestamos atenção a todos as coisas que a pessoa faz e de que não gostamos. Por exemplo, talvez você ache as interrupções do seu filho irritantes. Porém, se você estiver prestando atenção ao comportamento dele a partir de um segmento maior ("De que meu filho precisa?"), provavelmente terá uma reação emocional à interrupção bastante diferente — talvez um sentimento de curiosidade, paciência ou preocupação. Da mesma maneira, o desagrado invariavelmente inclui a reação a pequenos segmentos de informação, com a emoção mudando para uma atitude mais calma, ou mais violenta, ou, quem sabe, tolerância, caso a abordagem seja feita a partir de um segmento relativamente maior. (Convém lembrar que há uma diferença entre estar sendo irritável e sentir-se irritado, entre estar sendo desagradável e sentir desagrado. É possível *sentir-se* solidário e ainda *comportar-se* de maneira desagradável.)

Poucas emoções se baseiam necessariamente em uma única abrangência de segmento. Embora a maioria das emoções sejam qualitativamente afetadas pela amplitude do segmento que está sendo usada no momento, a consideração importante é: O que é uma amplitude do segmento *útil*? Qual a quantidade adequada de detalhe, nessa situação? Por exemplo, suponhamos que Don sinta-se confiante em relação a sua capacidade de levar adiante as diferentes tarefas incluídas no resultado final de iniciar um novo negócio. Mas, quando ele olha para o objetivo do ponto de vista de "começar um novo negócio", seu sentimento de confiança balança, e pode desaparecer completamente para ser substituído por um sentimento de intimidação e desespero. Neste caso, é mais útil para Don dividir o segmento em "tarefas subjacentes" do que enfrentar todo o "objetivo final".

Entretanto, não existe nada implícito na segmentação menor que automaticamente leve alguém a sentir-se confiante. Ao contrário de Don, Sue sente-se mais confiante quando leva em consideração o objetivo como um todo, e geralmente sente-se confusa e sobrecarregada com detalhes ao segmentar o objetivo em níveis menores, para que possa chegar ao objetivo final. Para que Sue se sinta confiante, é melhor segmentar para cima do que para baixo. A conveniência da amplitude do segmento depende basicamente do uso que a pessoa faz dela, a situação em que ela se encontra e a emoção necessária ou desejada. Somente a experiência pode indicar a melhor amplitude de segmento a ser usada em diferentes situações em que a pessoa se encontra. As emoções para as quais é particularmente importante que a pessoa não se sinta confinada a uma amplitude de segmento, mas preserve a capacidade de passar de uma amplitude para outra, incluem a satisfação, a eficiência, a valorização e a compreensão*.

---

* O leitor poderá saber mais a respeito do tamanho do segmento (sob o nome de "especificidade relativa") e critérios no livro *O método EMPRINT: um guia para reproduzir a competência* de Cameron-Bandler, Gordon e Lebeau. (Summus Editorial, 1992)

Alguns exemplos concretos

Neste capítulo, examinamos os componentes que são importantes para gerar emoções: a referência temporal, a modalidade, o envolvimento, a intensidade, a comparação, o ritmo, os critérios e a amplitude do segmento. Existem outros componentes que não foram incluídos por serem insignificantes em termos de determinação real do sentimento da pessoa. Ao se tornar familiarizado com os oito componentes que acabamos de descrever, você terá à sua disposição o necessário para escolher e modificar suas emoções, podendo, portanto, escolher e modificar a qualidade de sua experiência atual. Como já mencionamos, ao modificarmos um dos componentes importantes, a emoção também mudará. Devemos poder escolher nossas emoções e não apenas reagir a elas e suportá-las.

Os *componentes importantes* são aqueles que, quando modificados, mudam também a emoção, transformando-a em outra, ou simplesmente dissipando-a. Por exemplo, todas as nossas emoções possuem qualidades de ritmo (além da referência temporal, modalidade, intensidade e outras); porém, o ritmo pode não ser o componente mais *importante* de uma emoção. Em outras palavras, a pessoa pode ser capaz de modificar o ritmo e ainda assim a emoção continuar imutável. Para mostrar como esses componentes interagem para criar emoções, damos a seguir alguns exemplos concretos de emoções contrastantes.

Preguiça vs. curiosidade

Algumas pessoas geralmente ambiciosas e enérgicas tornam-se indiferentes e preguiçosas quando têm de limpar velhos arquivos ou o porão ou um armário. Os arquivos estão cheios demais, está difícil tirar o carro da garagem sem bater em sacos cheios de canecas de alumínio e pilhas de jornais velhos e bicicletas, e o armário é uma armadilha pronta para afogar o próximo incauto que ousar abrir a porta. Você sabe que é necessário dar um jeito nisso... mas simplesmente não consegue começar. A emoção que as pessoas normalmente sentem quando pensam em afazeres, sem provar a força de vontade ou motivação necessárias, é a "preguiça". A sensação de preguiça se baseia na ambivalência que a pessoa sente em relação a tarefas que acredita ter de fazer, mas não quer realizar. Outro exemplo comum é a sensação de preguiça que acomete muitas pessoas quando pensam em verificar os talonários de cheques do ano anterior, as receitas médicas e gastos em geral, no momento de preparar a declaração de imposto de renda.

Geralmente o ritmo da preguiça é lento. Os sentidos parecem entorpecidos e as reações em geral tornam-se mais lentas. Um de nossos clientes comparava sua reação a de nadar em manteiga de amendoim. Quando nos sentimos preguiçosos, os sons parecem mais lentos, abafados e lânguidos. Sentimos o corpo pesado, e nossa atenção vagueia. Essa lentidão, e essa abstração, em relação ao presente tem sentido porque, de forma geral, as pessoas sentem preguiça em relação a alguma tarefa que devem levar adiante no presente, em vez de uma atividade passada ou futura.

Referência temporal	Presente	
Modalidade	"Deveria/preciso, mas não quero."	PREGUIÇA
Envolvimento	Passivo	
Ritmo	Lento	

A "curiosidade", por outro lado, é uma emoção que as pessoas geralmente sentem quando estão frente a um quebra-cabeça ou tentando descobrir a resposta a uma questão. Sentimos curiosidade quando recebemos um aviso para pegarmos um pacote na agência dos Correios. Ou quando descobrimos uma planta interessante e desconhecida crescendo no nosso jardim, ou quando desligam o telefone assim que atendemos, ou quando esperamos a chegada de um bebê e ardemos de curiosidade para saber se é menino ou menina. Em cada caso, a situação é a mesma. Temos uma pergunta em mente para a qual queremos resposta.

O ritmo da sensação de curiosidade é sem dúvida nenhuma acelerado, se comparado ao da preguiça. O corpo fica mais leve, os sentidos, mais aguçados e alerta, a atenção volta-se para qualquer coisa que possa ter a resposta à pergunta. Por outro lado, quando nos sentimos curiosos, o nosso diálogo interno tem muitas perguntas e algumas respostas especulativas (Onde está? O que é? Como funciona? O que irá acontecer? Como ficará se eu apertar este parafuso?).

Quaisquer que sejam as perguntas que provoquem e mantenham a sensação de curiosidade, nossa atenção está focalizada em uma fonte potencial de respostas. Essa fonte pode estar dentro de nós, como quando tentamos adivinhar quem nos telefonou, ou no mundo exterior, como quando "apertamos" um parafuso para ver o que acontece. Em qualquer um dos casos, estamos *receptivos a informações externas*. A receptividade resulta de um certo número de critérios, do tipo é importante compreender, valorizar ou saber. Quando estamos curiosos, céticos ou desconfiados, em uma escala de receptividade subjetiva, descobrimos que a "curiosidade" é a mais aberta das três emoções. (Na verdade, quando uma pessoa está curiosa, ela aceita facilmente o que lhe está sendo oferecido.) O ceticismo, por outro lado, inclui uma busca de um defeito naquilo que nos está sendo oferecido, enquanto a suspeita se baseia na crença (e em critérios) de que há algo de ruim a ser identificado, sendo, portanto, a menos receptiva das três. Em uma situação de aprendizagem, o melhor é ter uma mistura de curiosidade e ceticismo.

Ao contrário da preguiça, a curiosidade tem o poder de nos levar a tomar uma atitude. Certamente, você já deve ter-se lembrado de algo que possui e não vê há anos e comece a se perguntar por onde andaria esse objeto. Ao refletir nisso, sua curiosidade aumenta, até que você se pega mexendo na escrivaninha, nos armários e na garagem, para tentar achá-lo. À medida que sua reflexão se transformou em uma decisão para encontrar o objeto, sua curiosidade se transformou em uma sensação de determinação.

Eis outro exemplo sobre o poder da curiosidade. Em uma página subseqüente deste capítulo encontra-se um pictograma misturado às letras. Será que conseguirá identificá-lo?

Após ter lido o parágrafo anterior, estaria curioso o suficiente para folhear as páginas seguintes para encontrar o desenho escondido? Você quer descobri-lo sem ajuda?

Como as perguntas feitas anteriormente, a maneira mais fácil de gerar curiosidade é fazer perguntas sobre o aspecto de algo sobre o qual você esteja levemente interessado. O efeito dessa pergunta fica mais poderoso se ela disser respeito a algo de importância pessoal. Por exemplo, um professor dedicado pode ficar curioso ao começar a se perguntar sobre como funciona o sabão, mas certamente ficará mais curioso ao considerar questões que tornem possível o aprendizado. Um químico, por outro lado, pode ficar mais curioso a respeito das propriedades do sabão do que as da aprendizagem.

A curiosidade é uma emoção excelente para iniciar um comportamento. Isso se deve ao fato de que para a maioria das pessoas a curiosidade evolui facilmente para a motivação e a determinação. A evolução geralmente resulta das respostas que deseja obter, passando de algo que *quer* saber (modalidade de possibilidade) para algo que sente que *deve* saber (modalidade de necessidade). Se, em vez disso, você aumentar o ritmo de curiosidade, a sua emoção poderá mudar para impaciência — e você quererá saber a resposta *imediatamente*.

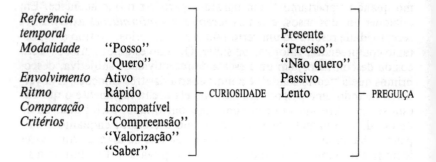

Referência temporal				
Modalidade	"Posso"		Presente	
	"Quero"		"Preciso"	
			"Não quero"	
Envolvimento	Ativo		Passivo	
Ritmo	Rápido	⊢ CURIOSIDADE	Lento	⊢ PREGUIÇA
Comparação	Incompatível			
Critérios	"Compreensão"			
	"Valorização"			
	"Saber"			

É interessante observar que a modalidade, o envolvimento e o ritmo são os únicos componentes importantes tanto para o sentimento de curiosidade quanto para o de preguiça. Mesmo que a modalidade real, o nível de envolvimento e o compasso possam ser diferentes para cada emoção, é importante se dar conta de que esses componentes são partilhados entre si. Como eles são importantes para ambos, a mudança de um ou mais desses três componentes pode ser o caminho para deixar o estado de preguiça. Eles passam a ser o seu meio de transporte para a curiosidade, e mesmo além.

Para sentir curiosidade, é necessário ter uma sensação de estar ativamente envolvido, usar um critério de querer saber ou compreender e observar os contrastes entre o que você sabe e o que observa. Os outros componentes podem ser variados, e ainda assim manter-se a curiosidade. A pessoa pode se sentir curiosa em relação ao passado, presente ou futuro. Ela pode sentir que deve entender, pode entender ou quer entender. Seu sentimento de curiosidade pode ser mais ou menos intenso. O ritmo pode ser rápido, fazendo com que a pessoa se sinta impacientemente curiosa, ou lento, tornando-a curiosa, mas paciente. A amplitude do segmento pode ser grande ou pequena, diminuir ou aumentar, à medida que a pessoa souber mais a respeito do assunto.

Para sentir preguiça, é necessário levar em consideração, no presente, algo que deveria ser feito *e* que não se quer fazer (referência temporal e modalidades). É necessário ter pouca ligação com o objetivo final. E o ritmo deve ser bem lento. Os outros componentes são insignificantes para a criação da sensação de preguiça. Por exemplo, talvez a pessoa sinta uma imensa ou uma leve preguiça. Talvez ela note que o que está acontecendo ao seu redor é compatível, incompatível em relação a outras coisas. E ela pode estar usando um amplo espectro de critérios, como tempo, interesse, esforço compensador, importante para um progresso na carreira etc.

Essas descrições são os componentes da experiência subjetiva que a pessoa deve modificar em si mesma para passar de uma emoção a outra. Quando estamos nos sentindo preguiçosos, provavelmente não faremos nada, pois esse é o efeito comportamental da preguiça. Certamente, haverá ocasiões em que isso não represente problema. Mas, na maioria das vezes quando nos sentimos preguiçosos, queremos realmente fazer alguma coisa. Portanto, na maioria das vezes esperamos até que nosso humor mude, o que nos permite continuar nosso trabalho ou nos forçar a trabalhar, mesmo nos sentindo preguiçosos, agora sobrecarregados de ressentimento e raiva.

Não seria melhor ser capaz de modificar os sentimentos de forma que eles fiquem mais de acordo com a tarefa a ser feita? O primeiro passo nessa direção seria começar a fazer perguntas sobre o trabalho a ser realizado, para as quais ainda não há respostas. O melhor seria que as perguntas dissessem respeito a áreas de importância ou interesse pessoais.

Por exemplo, se você estiver reunindo os documentos necessários à sua declaração do imposto de renda, seria interessante perguntar-se de que maneira um planejamento de impostos a longo prazo poderia afetar a segurança de sua família. Se você aumentar o ritmo ao mesmo tempo, poderá passar a sentir-se curioso, o que seria uma emoção muito mais útil e flexível do que a preguiça, pelo menos no que diz respeito ao cumprimento de uma tarefa.

Suponhamos que a pessoa tenha conseguido passar a se sentir curiosa, sem conseguir sair da cadeira e arregaçar as mangas. O que é necessário então é a motivação e a determinação subjacentes ao esforço necessário. É preciso mudar o que se *quer* saber para o que é *preciso* e *necessário*. O resultado seria um sentimento de motivação e determinação que levaria a pessoa à ação. E se durante esse processo a pessoa descobrir que está se sentindo impaciente e agitada e não quiser experimentar essas sensações, ela já sabe o que é preciso fazer para diminuir o ritmo para voltar aos níveis emocionais de curiosidade e determinação.

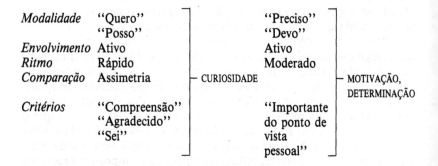

Mais uma vez, *temos* escolhas sobre nossas próprias emoções a partir do momento em que sabemos como influenciar nossa experiência. E através das emoções pode-se influenciar imensamente o comportamento, como no exemplo anterior, em que a pessoa deixou de sentir letargia e passou a sentir-se ativamente comprometida. Alguma vez você já se viu numa situação em que gostaria de sentir-se curiosa? Como influenciar sua experiência da próxima vez que estiver numa situação em que deseja sentir curiosidade? Ou determinação? Está curioso *agora* quanto às respostas a essas perguntas?

Opressão vs. motivação

Todos nós nos sentimos sobrecarregados de vez em quando. Digamos que você esteja preparando o jantar para um grupo de convidados, as crianças estão brigando, o telefone toca a cada cinco minutos, você ainda não se vestiu e os convidados acabam de chegar. Ou, então, sua carga de trabalho acabou de dobrar, você tem de responder a uma dúzia de telefonemas na próxima hora e cada um desses telefonemas faz seu trabalho aumentar ainda mais. Qualquer que seja a situação, sua mente está cheia de trabalhos por fazer, todos eles precisando urgentemente de sua atenção. Em resumo, você está sobrecarregado.

Sentir-se sobrecarregado é o resultado de alguns fatores que funcionam simultaneamente. Por um lado, a pessoa tem na cabeça *todas* as coisas que precisa fazer. Sem dúvida, para a maioria das pessoas, em algum momento haverá coisas que poderiam ou deveriam estar fazendo. Entretanto, algumas vezes mantemos em nosso consciente apenas uma ou duas coisas a serem feitas, enquanto outras temos consciência de todos os nossos afazeres. Quando isso acontece, estamos prestes a nos sentir sobrecarregados.

O outro ingrediente necessário à sensação de opressão é a sensação de urgência em relação a essas tarefas. Em outras palavras, uma modalidade de necessidade está ligada às tarefas, transformando-as em coisas que "devem" ou "precisam" ser feitas, para evitar uma conseqüência nefasta (pessoas que se sentem desprezadas, projetos arruinados, perda de respeito etc). A sensação de urgência faz com que prendamos nossa respiração, aumenta a tensão corporal e preenche o nosso diálogo interno com perguntas incompletas e declarações enquanto nossa atenção pula de uma das várias tarefas necessárias para outra.

Porém, a qualidade principal da sensação de opressão é a primeira que foi discutida — a de que mantemos *simultaneamente* em nossa mente um conjunto de tarefas que *precisam* ser realizadas. Como as tarefas são consideradas um conjunto heterogêneo, a pessoa não estabelece prioridades ou não as coloca em seqüência, que poderiam lhe permitir deixar algumas delas de lado temporariamente em favor de outras, designadas como "mais importantes" ou "prioritárias". Enquanto as tarefas são consideradas simultaneamente, a impressão é que há muito mais a ser feito do que tempo para fazê-lo. A persistência da opressão pode evoluir para uma sensação de imobilização ou desespero.

Existem diferenças importantes entre se sentir sobrecarregado e sentir-se motivado. Quando nos sentimos motivados, é porque imaginamos um resultado final atraente. Na verdade, a característica principal da motivação é a atração. A motivação contém uma afirmação "Eu quero" (modalidade de desejo) junto com uma idéia do que é desejado. Normalmente, a sensação de "Posso conseguir" (modalidade de possibilidade) também é sentida.

O ritmo da sensação de motivação não é tão frenético quanto o da sobrecarga, porém pode ser sentido como bastante rápido. Ao se sentir motivada, a pessoa também está orientada em relação ao futuro. De maneira mais específica, existe algo que a pessoa deseja e que pode ser conseguido no futuro, que pode ser próximo ou distante. Por exemplo, podemos estar motivados em resolver uma pendência com nosso companheiro, fazer um lanche, atualizar nosso currículo para uma entrevista para um novo emprego ou ainda fazer planos para ter segurança financeira na velhice.

Da mesma forma, quando nos sentimos motivados, existe algo que ainda não possuímos — e esse "algo" pode ser interessante, valioso, ou ambos. Fazemos uma comparação entre o que temos agora e o que poderíamos ou iremos ter no futuro. A comparação resulta em prestar atenção em como estaremos melhor no futuro do que estamos atualmente. Com bastante freqüência, o que as pessoas desejam é uma certa experiência que acreditam ser resultado da realização ou posse daquilo que estabeleceram como meta.

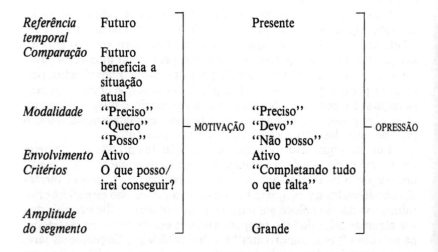

É importante entender a estrutura da motivação. Certamente, a utilidade de se sentir motivado foi demonstrada há muito tempo — basta olhar os livros, seminários, fitas, programas de televisão e programas de treinamento elaborados para nos ensinar a motivar a nós e aos outros. Os mais bem-sucedidos desses programas conseguem, mesmo sem querer, construir as experiências subjacentes ao sentimento de motivação, descritas acima.

Sem dúvida, é mais útil para uma pessoa gerar sua própria motivação em vez de depender de uma fita ou programa de treinamento. Isso pode ser feito descobrindo-se o que, em seu ambiente, *naturalmente* a leva a engajar-se em determinada tarefa. Para descobrir isso, devemos identificar uma atividade à qual já estejamos verdadeiramente motivados. No momento em que descobrimos várias atividades, devemos examiná-las à procura de seus elementos comuns. Todas essas atividades são de iniciativa própria? Ou elas são feitas a pedido de outras pessoas? São atividades que nos são familiares e que realizamos bem? Que consideramos úteis? Elas incluem a interação com outras pessoas ou são basicamente realizadas por uma só pessoa? Têm referências temporais abertas (isto é, a serem atingidas quando puderem?) ou cada uma delas tem uma referência? Há uma recompensa para a obtenção do resultado final? Como nos sentimos a nosso respeito ao atingirmos cada uma delas?

Quando tivermos identificado os componentes que nos motivam a fazer algo, podemos começar a organizar nossas percepções a respeito de atividades cotidianas menos atraentes, para que elas também se tornem objetos de motivação. É fácil saber que qualidades são necessárias infundir numa tarefa ou objetivo final para que possamos reagir com um sentimento de motivação. Se um objetivo não for atraente e ainda assim desejarmos nos sentir motivados para persegui-lo, precisamos apenas reorientá-lo para que ele preencha nossas necessidades de motivação.

Por exemplo, suponhamos que as atividades pelas quais você se sentiu motivado no passado incluíam plantar uma horta, escrever livros ou levar os filhos ao zoológico e aos museus. Ao repassar esses exemplos, talvez descubra que para ficar motivado, em cada caso, é necessário acreditar que o que estava fazendo era benéfico aos outros, que ao fazê-lo estaria aprendendo algo de novo e que seria interessante. Agora você conhece as características das atividades que são, em seu caso, naturalmente motivadoras.

Suponha que se depare com a necessidade de administrar seu dinheiro — algo que desejaria ter motivação para fazer. Tendo conhecimento do que o motiva, você precisa apenas descobrir as maneiras nas quais aprender a administrar seu dinheiro preenche seus requisitos de motivação. Talvez possa determinar que o fato de saber administrar seu dinheiro ajudará a proteger e prover seu companheiro e seus filhos, que lhe ensinará alguma coisa sobre economia e que fazer e planejar investimentos pode ser tão interessante para você quanto realizar pesquisas e preparar o esboço de um livro. A partir do momento em que a questão da administração financeira adquiriu essas qualidades, ela se tornará naturalmente uma fonte de motivação.

O que você tem agora

Neste capítulo enfatizamos o **fato de** que suas emoções são a manifestação de certos componentes **perceptivos** e de que a mudança desses componentes pode alterar **suas emoções também**. O conjunto de distinções apresentado neste **capítulo fornece uma mane**ira de descrever qualquer emoção em termos **dos componentes significa**tivos que entram em sua composição. **A partir do momento em que se entenda a estrutura de uma emoção, poderá também se entender como ela age** e seu efeito sobre sua experiência e seu comportamento. **Após conhec**er os componentes **significativos envolvidos na criação de uma emoção,** pode-se trans**formar essa emoção em outra mais satisfatória ou adequada** para a **situação em que se encontra.**

Conhecer a estrutura de suas **emoções** pode se tornar a base para construir um mundo pessoal para si **mesmo** que lhe oferecerá a liberdade e o poder de dirigir sua experiência **emoc**ional por caminhos que preservem seu bem-estar, levando-o a **ser e expr**essar plenamente quem realmente é. Leslie e eu construímos esse **mun**do para nós. Usamos nosso conhecimento da estrutura das emoções para criar a liberdade e o poder que atualmente gozamos e aprendemos a manter nosso mundo livre e poderoso a partir da utilização dos componentes das emoções — a cada oportunidade, a cada dia.

Ambos modificamos nossas emoções mudando nossas referências temporais de várias maneiras diferentes. Leslie transforma a frustração em paciência, colocando a obtenção de um resultado recalcitrante no futuro, a médio ou a longo prazo. Livre da pressão do imediatismo e tranqüilizada pelo tempo disponível para progredir, ela confia em sua crença de que "Vai dar certo. Eu farei com que dê certo". Para Michael, o futuro é um mundo de possibilidades ilimitadas, um tesouro de "possibilidades" que o mantém lutando. Sempre que quer ficar contente, Michael passa do futuro para o presente, prestando atenção às maneiras como o que ele possui agora é o melhor que poderia ser.

Leslie muitas vezes fica acordada à noite pensando em todas as coisas que *tem* de fazer. Para se relaxar e dormir, ela modifica a modalidade estimulante da necessidade — o que ela *tem* de fazer — para a modalidade tranqüilizadora do desejo e da possibilidade. Em outras palavras, ela sonha com todas as coisas maravilhosas que gostaria e que poderia fazer. Michael presta atenção na lição óbvia sobre as conseqüências do compromisso ativo e passivo permanecendo determinado em vez de esperançoso de que Mark, o nosso filho, venha a aprender e manter alguns hábitos de higiene pessoal.

Muitas pessoas sentem-se ultrajadas com as inconveniências, incompetências e injustiças da vida. Um atraso no avião, uma refeição servida fora de hora, a tinturaria que estragou um vestido podem ser causa de raiva imediata e permanente. Leslie aprendeu a transformar a raiva em leves sentimentos de "chateação", reduzindo sua intensidade. Ela faz isso perguntando-se: "Será que dentro de cinco anos serei capaz de me lembrar disso?" Se for necessário, ela se imagina dentro de cinco ou dez anos e, olhando da perspectiva do futuro, se pergunta por que aquele pequeno aborrecimento um dia lhe pareceu importante.

Leslie usa o ritmo como tônico sempre que se sente pressionada. Seja correndo para cumprir prazos para entrega de um artigo ou preparar o jantar, assim que se dá conta de que está se sentindo pressionada, ela diminui o ritmo de seus pensamentos e sensações corporais. A redução de ritmo faz com que ela passe de uma preocupação agitada sobre o prazo final ou a preparação do jantar para ser novamente capaz de notar e ter uma sensação de carinho pelas pessoas à sua volta, enquanto continua a prestar atenção à tarefa que deve cumprir.

Antigamente Michael sentia-se culpado sempre que estava se divertindo, se houvesse outras coisas que achava que deveria estar fazendo. Como ele usa o critério de "o que eu deveria estar fazendo", raramente pensava que o tempo de lazer devia ser vivido sem culpas. Isso mudou quando ele percebeu que podia mudar seus critérios. Agora, nas mesmas situações, ele presta atenção ao fato de que está fazendo algo que realmente quer fazer e consegue sentir-se deliciosamente inconseqüente.

Se Leslie sente-se magoada pelo que alguém disse ou fez, ela muda o critério que está usando para avaliar a situação, passando de "como estou me sentindo" para "o que estará acontecendo com essa pessoa?" Essa mudança nos filtros impregna sua reação emocional com toques de curiosidade, empatia e compreensão.

Cada um dos próximos capítulos contém técnicas específicas que utilizam os componentes das emoções, técnicas preparadas para cumprir a promessa de uma vida emocional plena. Mas, antes de passarmos a essas técnicas, gostaríamos de examinar uma questão implicitamente levantada neste capítulo. Suponhamos que não fossem apenas Leslie, Michael e você que entendessem a estrutura das emoções. De que forma o mundo seria diferente se *todos* reconhecessem que a experiência emocional tem uma estrutura que pode ser conhecida e aplicada de maneira prática?

Não precisaríamos mais ficar desamparadamente à espera de que nossos amigos e entes queridos levassem adiante seu jogo emocional destrutivo e desagradável. Em vez disso, poderíamos escolher fazer algo para mudar a maneira como os outros se sentem e, com isso, a maneira como agem e como nos sentimos a esse respeito. Não há dúvida de que influenciamos a maneira como as outras pessoas se sentem. Sempre foi assim. Mas normalmente usamos a influência de forma indiscriminada, como um refletor pendurado na cintura, balançando-se e iluminando ao acaso, à medida que nos movimentamos. Em um mundo de escolhas emocionais em que a comunidade de reações emocionais é compreendida por todos, o refletor estaria na mão da pessoa, com sua luz cálida intencionalmente dirigida àqueles cantos emocionais escuros e frios onde fosse mais necessária. Em resumo, teríamos um mundo em que a procura de satisfação emocional seria uma busca comunitária, em vez de um trabalho solitário.

6 Como direcionar as emoções

No capítulo 3 apresentamos as quatro habilidades básicas da escolha emocional: Colocação, Expressão, Emprego e Prevenção. Agora que você está mais familiarizado com os conceitos de escolha emocional e com a estrutura das emoções, chegou a hora de aprender as técnicas específicas para dar vida a essas habilidades básicas.

A primeira habilidade, Colocação, é um processo que consiste em equiparar uma situação às emoções mais apropriadas naquela situação. Essa equiparação exige que a pessoa se oriente para usar emoções diversas em situações diferentes. Que ela seja capaz de selecionar as melhores emoções a serem usadas em uma situação específica. E que seja capaz de ter acesso a essas emoções naquela situação. Este capítulo mostra os métodos para conhecer as emoções. As técnicas para selecionar e ter acesso a emoções são apresentadas nos próximos dois capítulos. As técnicas apresentadas neste e nos próximos dois capítulos compõem a capacidade de Colocação.

Colocação ⟶ Orientação   Seleção   Acesso
Expressão
Emprego
Prevenção

Selecionar e ter acesso a emoções antes de conhecê-las pode ser comparado ao ato de retirar as ferramentas da caixa para iniciar um trabalho sem conhecer a função de cada uma delas. Por exemplo, a chave inglesa é uma ótima ferramenta, mas não servirá para juntar dois pedaços de madeira. As chaves de fenda têm sua utilidade, que não é a de um martelo ou serrote. Mesmo as ferramentas parecidas podem ter funções diversas. Uma furadeira produz um resultado diferente de um serrote. E é melhor não usar nenhum deles quando precisar cortar um cano, sobretudo se houver à mão uma serra de metais. Cada emoção é uma ferramenta especializada, a ser usada naquilo a que ela foi destinada. No caso das emoções, cada contexto é como um "trabalho" ou "tarefa" diferente, e usar a ferramenta emocional errada em um dado contexto pode ser contraproducente e até perigoso.

Por *contexto* queremos dizer qualquer situação em que vivenciamos e expressamos nossas emoções. Se a pessoa estiver se sentindo frustrada quando estuda para os exames de final de ano, então o contexto dessa frustração é *estudar para os exames finais*. Se a pessoa estiver confiante a respeito de uma mudança de carreira, então o contexto para o sentimento de confiança é *pensar em uma mudança de carreira*. O contexto simplesmente se refere às circunstâncias que formam o meio ambiente para as reações emocionais.

O contexto pode ser extremamente importante na determinação dos tipos de reações emocionais mais adequados. Na verdade, muitas situações exigem certos tipos de emoções para que a pessoa possa reagir de uma forma eficiente e satisfatória. Por exemplo, as emoções do tipo frustração e desafio são adequadas quando a pessoa deve estudar algo que não conhece, pois essas emoções farão com que persista no estudo. As sensações de derrota e de inadaptação são evidentemente menos adequadas quando a pessoa está tentando sair-se bem em um exame.

Na realidade, algumas emoções são melhores (no sentido de mais apropriadas) em certas ocasiões. A verdadeira escolha emocional se manifesta quando a pessoa é capaz de reconhecer as necessidades emocionais de uma situação específica, em vez de simplesmente reagir a ela e tentar consertar o que fez de errado mais tarde. A melhor maneira de conhecer as necessidades emocionais criadas por vários contextos é estudar vários exemplos contrastantes, como os que daremos a seguir.

Por exemplo, mesmo que você não esteja estudando para um curso difícil (como no exemplo anterior), talvez possa encontrar outra situação do dia-a-dia em que precise desempenhar bem um trabalho para o qual não se sente preparado, como fazer a apresentação de um relatório para os colegas de trabalho, preparar um projeto para a nova casa ou iniciar um relacionamento íntimo com alguém. Ao personalizar cada um dos exemplos, você não apenas estará dando a si mesmo informações importantes sobre como modificar uma situação significativa para si próprio, como também estará aprendendo a reconhecer as *características da situação* que geram a necessidade de certos tipos de emoções.

Características de cada situação

A PACIÊNCIA tem um ritmo lento e constante acoplado à manutenção do objetivo final. A paciência faz com que a pessoa vá em frente, ao mesmo tempo em que se dá tempo para avaliar e reavaliar suas ações, critérios e o objetivo, enquanto progride. De maneira clara, a paciência é uma emoção apropriada quando o objetivo final só pode ser atingido num período longo. Por exemplo, tecelagem é uma tarefa que só pode ser feita com um fio de cada vez; portanto, é melhor que seja feita com paciência. Da mesma maneira, criar filhos, cuidar de um jardim, ensinar, consertar e construir alguma coisa são contextos em que não se pode impor seu próprio ritmo. É necessário ter paciência se você quer que sua experiência e das pessoas ao seu redor seja a mais agradável possível, enquanto faz o necessário para atingir seu objetivo.

Não é adequado ter paciência quando nos deparamos com conseqüências negativas iminentes caso não atinjamos nosso objetivo. Se a casa está pegando fogo, é melhor agir rapidamente — buscar ajuda, sair da casa, salvar os animais domésticos, pegar a mangueira — em vez de ter paciência. Da mesma forma, em geral não é útil ter paciência em uma situação em que se esteja sendo explorado; por exemplo, quando o marido bate na mulher ou quando sempre é relegado a segundo plano na época das promoções no trabalho. Em outras palavras, aqueles contextos em que é perigoso deixar que as coisas aconteçam no seu devido tempo são inadequados para se ter paciência.

A CALMA é uma fantástica emoção quando nos preparamos para dormir, enquanto relaxamos e meditamos, ou enquanto estamos de férias ou admirando uma bela paisagem. (Lembre-se de que não estamos falando de agir com calma, mas de *sentir* calma.) Praticamente qualquer situação em que não há nada a *fazer* pode ser melhorada sentindo-se calmo. Porém, sentir-se calmo torna-se inadequado quando estamos em um contexto em que devemos reagir com presteza ou em uma situação de aprendizado que exija atenção.

Apesar de parecerem semelhantes em alguns casos, há uma diferença entre estar calmo e ser paciente. A paciência implica um objetivo final a longo prazo. A calma, por outro lado, não necessita de objetivo.

A DETERMINAÇÃO é essencial quando desejamos melhorar nossa saúde física, fazer nossos negócios darem certo ou terminar um curso universitário. Sentir-se determinado pode ter um imenso valor quando temos de fazer um esforço constante para realizar alguma coisa. O estreito foco de atenção que caracteriza a determinação, em grande parte responsável por atingirmos nossos objetivos, também pode ser inadequado ou perigoso se de alguma maneira ameaçar nosso bem-estar. Junto com o sentimento de determinação há um conjunto de "antolhos" que nos mantêm concentrados em nossos objetivos, sem nos darmos conta de qualquer outra coisa que aconteça ao nosso redor que nada tenha a ver com o objetivo a ser alcançado. Um homem determinado a fazer com que seus negócios dêem certo pode trabalhar durante muitas horas, fazer freqüentes viagens de negócios e se preocupar com os negócios até quando estiver em casa, deixando de notar que suas relações familiares estão sendo deixadas de lado ou ainda ignorar sua saúde.

A determinação também pode ser uma péssima escolha quando o objetivo não compensa o esforço despendido para alcançá-lo. Tentar fazer alguém se apaixonar por nós, mesmo quando sabemos que a pessoa nem sequer se interessa por nós, é um exemplo de objetivo em que não vale a pena investir tempo, energia e vontade, de forma que não compensa sentir-se determinado a atingi-lo.

ENCORAJAMENTO é o que sentimos quando percebemos que estamos na direção certa. Trata-se de uma emoção importante quando queremos atingir um objetivo difícil ou a longo prazo. O trabalho com deficientes físicos graves ou a luta pela paz mundial são exemplos de contextos em que observamos apenas pequenos progressos de cada vez. A perda de peso é outro exemplo de resultado que pode ser difícil e a longo prazo. A vigilância e a limitação impostas durante uma dieta podem ser mais bem suportadas se nos sentirmos constantemente incentivados por pequenas parcelas de progresso, como, por exemplo, a perda de meio quilo esta semana ou por ter recusado comer sobremesa no jantar ontem à noite.

Com sua ênfase nos pequenos resultados, a sensação de encorajamento é uma escolha melhor do que se sentir satisfeito quando apenas uma parte do objetivo foi atingida. A satisfação geralmente faz com que a pessoa dê uma parada, ao passo que o encorajamento faz com que ela passe à próxima etapa, mesmo que pequena. O encorajamento deixa de ser útil quando os indícios de sucesso são inadequados e mantêm a pessoa lutando para atingir um objetivo inoportuno. Por exemplo, não é útil sentir-se encorajado a conseguir o respeito de alguém que não tem respeito por *ninguém*, não obstante suas possíveis qualidades ou talentos. Tampouco é útil reagir às boas sensações causadas pela bebida ou pela cocaína, sentindo-se estimulado a continuar ingerindo essas drogas.

A RESIGNAÇÃO é necessária quando devemos abandonar o que queremos para atingir um objetivo com uma prioridade maior. Por exemplo, talvez seja necessário resignar-se a escrever uma redação para agradar ao professor. Ou resignar-se a ficar sozinha no final de semana com as crianças para que o marido possa ter umas pequenas e necessárias férias da família. Ou ainda resignar-se a perder seu programa predileto na televisão para ajudar o filho a preparar seu dever de casa.

Quando nos sentimos resignados, não desistimos daquilo que queremos (como no caso da decepção), porém o deixamos de lado em favor de outro objetivo mais importante. É melhor sentir-se resignado apenas a respeito daquilo que seja a curto prazo ou passageiro, como escrever um relatório maçante ou ficar sozinha com as crianças durante o final de semana. É inadequado sentir-se resignado em situações duradouras. Por exemplo, resignar-se ao fato de que seu esposo a ridiculariza diariamente ou que é paraplégica apenas levará a pessoa a sentir raiva e insatisfação. Em tais situações a resignação serve apenas como uma ponte temporária para criar a determinação de se fazer algo a esse respeito, como no caso do abuso por parte do esposo, ou para aceitação, como no caso da paraplegia.

A ACEITAÇÃO é algo que deve ser sentido em relação à nossa altura, às eternas indagações dos nossos pais sobre o nosso casamento, o fato de a nossa filha gostar de *rock punk*, a falta de interesse do nosso filho pelos esportes, ou o hábito do nosso melhor amigo de mascar chiclete de boca aberta. São coisas que ou não podemos mudar ou não vale a pena fazer o esforço de tentar mudar. Em tais situações geralmente é mais adequado aceitar a maneira como são as coisas para que possa devotar tempo e energia a outros objetivos que *possam* ser influenciados. A aceitação libera a pessoa de continuar perseguindo seu objetivo, e com isso torna-se uma emoção inaceitável se for usada apenas para desistir de um objetivo perfeitamente atingível e válido. Por exemplo, talvez não seja adequado aceitar o fato de ter um emprego mal remunerado e insatisfatório. Ao contrário da decepção, a aceitação é um sentimento contínuo que nos permite viver confortavelmente com as nossas circunstâncias.

A FRUSTRAÇÃO pode ser útil quando tentamos perder peso, recuperar um cheque de reembolso ou uma correção do pagamento do imposto de renda, cultivar um jardim num solo ruim, ou solucionar um problema pessoal. Quando nos sentimos frustrados, mantemos a importância do objetivo que temos em mente, tentando atingi-lo apesar de todos as contrariedades e dificuldades. Além disso, a frustração é ativa, orienta-nos a *fazer* algo. Vale a pena sentir frustração quando é necessário voltar a se empenhar ou continuar empenhado em atingir um objetivo.

Porém, a partir do momento em que a pessoa estiver efetivamente empenhada, é melhor passar para outra emoção, pois o desprazer da sensação de frustração pode impedir a pessoa de reagir de maneira adequada à fonte de frustração. A frustração funciona bem como uma espécie de ponte temporária para emoções mais eficientes do ponto de vista comportamental, como a curiosidade, a paciência ou a determinação. A frustração não é útil nas situações em que nos deparamos com objetivos descartáveis. Por exemplo, é quase sempre inútil e fútil sentir-se frustrado tentando fazer com que nossos filhos adultos vivam da maneira como achamos melhor.

A DECEPÇÃO é aquilo que sentimos quando um relacionamento sobre o qual tínhamos muitas esperanças acaba de repente, quando somos recusados para um emprego que queríamos muito obter ou quando não recebemos o presente de aniversário que esperávamos. O fato de nos sentirmos decepcionados indica que não conseguimos aquilo que queríamos. Ela é uma emoção útil quando chega a hora de abandonar um objetivo ou deixar de esperar que os outros satisfaçam os nossos objetivos. A decepção é o reconhecimento de que algo terminou (ou está demorando demais, ou não vai acontecer), o que possibilita à pessoa liberar-se daquele objetivo para ir em busca de outros. Mesmo quando um relacionamento chega ao fim, algumas pessoas continuam frustradas ou com ciúmes, ainda comprometidas de maneira desagradável e inútil. A decepção, entretanto, gera apenas uma sensação de envolvimento passivo, que ajuda a impedir de continuar lutando. Claro que existem momentos em que vale a pena continuar lutando. É inadequado sentir-se decepcionado quando queremos continuar a perseguir um objetivo, quando ainda não chegamos ao peso desejado, ou descobrimos que as lições de dança não nos transformaram no Fred Astaire ou reconhecemos que o nosso casamento está passando por uma fase delicada.

A PRUDÊNCIA é uma emoção apropriada quando enfrentamos uma situação potencialmente perigosa, ou em que é importante minimizar os riscos. Mesmo sendo muito excitantes, os esportes aquáticos podem ser muito perigosos, tornando-se imperativo que a prudência seja incluída entre os sentimentos de excitação, espanto e prazer. Também é útil ser prudente quando suspeitamos que estamos certos em sentir ciúmes do nosso companheiro, pois um comportamento impulsivo — acusar, espionar ou se retrair — pode desnecessariamente pôr em perigo tanto o relacionamento como o nosso bem-estar. O sentimento de prudência é inapropriado quando estamos numa situação conhecida ou que não apresenta perigo algum, pois ele ocupa muito espaço na nossa mente com raciocínios sobre como evitar ou reagir a possíveis perigos. O sentimento de prudência pode atenuar o prazer de conversar com amigos, dançar ou passear.

A DESCONFIANÇA é o que sentimos quando uma pessoa conhecida que sabemos que nos *odeia* passa, inexplicavelmente, a agir de maneira amistosa. Em tal situação, reconhecemos que há uma assimetria entre seu comportamento anterior e o atual. Da mesma maneira, um empreiteiro que promete terminar as obras em sua casa na metade do tempo de qualquer outro, porém tem a reputação de protelar seu trabalho, deve levantar suspeitas. Também é bom desconfiar quando um colega de trabalho que sempre contou detalhes da nossa vida particular e conversas embaraçosas aos nossos superiores declara ser seu grande amigo. A desconfiança é útil quando estamos com pessoas que podem nos causar mal, sabem que podem fazê-lo e estão nos tratando como se nada houvesse. A diferença entre a desconfiança e o ceticismo é a percepção de um dano que transforma o ceticismo no sentimento mais protetor da desconfiança.

Mas a desconfiança passa a ser muito imprópria se não houver indício de incompatibilidade entre o comportamento anterior e atual da pessoa. O impacto da desconfiança é o de nos motivar a manter distância enquanto procuramos por provas de desonestidade. A desconfiança, quando não existe perigo nem indícios de incompatibilidade, apenas gera comportamentos que certamente criarão confusão, ressentimento e raiva nos outros.

Aprender a direcionar

A capacidade de refletir sobre as emoções em termos de sua utilidade no contexto de certas situações é fundamental para a escolha emocional. É uma questão de encontrar "o instrumento certo para cada ocasião". Acabamos de dar alguns exemplos de várias emoções e as situações em que elas são adequadas ou inapropriadas. Agora você terá a oportunidade de ter uma idéia do direcionamento importante para suas experiências e situações especiais e ficar cada vez mais familiarizado com o processo de se encontrar a melhor ferramenta para cada situação. Para sua conveniência, incluímos o procedimento de direcionamento das suas emoções (assim como os outros procedimentos apresentados nos capítulos subseqüentes) com cada passo numerado separadamente na seção de "Resumo dos Procedimentos", no final do livro.

Para personalizar o direcionamento emocional, pode-se começar por identificar uma situação ou contexto que com freqüência evoque uma reação emocional — por exemplo, estudar para provas, encontrar-se preso no trânsito na hora do *rush*, preparar o jantar, relatórios, fazer ginástica ou ler manuais técnicos. Depois, é preciso aprender a descobrir as diferentes conseqüências das várias emoções e examinar a reação em cada um dos casos. Sugerimos que ao fazer isso examine as emoções e a situação da seguinte maneira.

Primeiro, pense numa situação comum. Imagine-se naquela situação, clara e detalhadamente. O que você percebe? O que consegue ouvir? Quando tiver conseguido imaginar bem a cena, escolha uma emoção. Imagine-se sentindo aquela emoção naquele contexto familiar para poder descobrir sua reação. Após examinar bem sua reação, escolha outra emoção e imagine-se sentindo-a no mesmo contexto. De que forma sua reação à situação muda em resposta à nova emoção?

Mantendo a mesma situação, examine quantas emoções desejar, observando as mudanças em sua reação.

Após escolher a situação, poderá, se desejar, fazer a seguinte pergunta:

Se eu me sentir _____(emoção)_____ nesta situação, quais serão as conseqüências?

Por exemplo:

Se você se sentisse "curioso" quando era estudante, isso o faria *manter sua atenção* nos estudos.

Se você se sentisse "deslocado" quando era estudante, isso o levaria a *participar menos e ter mais preocupação, dúvida* e *confusão*.

Se você fosse "impertinente" quando era estudante, isso o levaria a *discutir* a respeito do material e conteúdo dos cursos.

Se você se sentisse "apático" quando era estudante, você *perderia coisas importantes*, pois estaria desligado das coisas ao seu redor.

Em cada caso, manter o mesmo contexto, sendo a única modificação a emoção sentida. Em seguida, pense de que maneira sentir-se daquela forma afetaria sua experiência e comportamento. Tente pensar em emoções que gerarão comportamentos *úteis*, e também em emoções que gerem comportamentos *inúteis* ou *prejudiciais*. A seguir, outros exemplos para ajudá-lo a estimular seu raciocínio.

A situação: conhecer novas pessoas

Se você se sentir "amistoso", poderia *entrar em contato e se sentir envolvido na situação*.

Se você se sentir "espantado", *não poderá agir com naturalidade*.

Se você se sentir "apreensivo", ficará *com o pé atrás* e *hesitaria em se expressar*.

Se você se sentir "desconfiado", poderia gerar comportamentos defensivos ou mesmo ofensivos, com a *arrogância* e *comentários abusivos*.

A situação: fazer um teste

Se você sentir "ambição", poderá *se esforçar* e quem sabe mais do que o exigido.

Se você se sentir "competente", fará o teste de maneira *calma, levando o tempo que for necessário*, e poderia *usar melhor seus conhecimentos*.

Se você sentir "pavor", não *conseguirá usar bem seus conhecimentos* e teria um desempenho *horrível*.

Se você se sentir "agitado", cometeria *erros bobos*.

Se se sentir "apático", *não se esforçaria*.

A situação: entrevista para um emprego

Se se sentir "motivado", estará *relaxado, confiante, falando alto e bom som* e *agiria de forma congruente com suas capacidades*.

Se estiver "alerta", poderá *sintonizar* com o que deseja o entrevistador e conseguiria chegar a *acordos internos* sobre o que dizer e fazer durante a entrevista.

Se sentir "ansiedade", você *suará* e *não conseguirá mostrar suas melhores qualidades* ao entrevistador.

A situação: pegar um avião

Se sentir "entusiasmo", poderá *desfrutar a ida até o aeroporto* e *ficar na expectativa de conhecer pessoas* no avião.

Se sentir "ansiedade", talvez *chegue a tempo*, mas *deixará de notar coisas interessantes nas pessoas ao seu redor*.

Se sentir "medo", ficará *tentado a perder o vôo* e *se assegurará que tem dinheiro suficiente para bebidas e muitas revistas para passar o tempo*.

Claro, a maneira como *você*, em especial, reagiria e se comportaria ao sentir as emoções sugeridas nesses exemplos pode ser diferente das possibilidades sugeridas. A maneira como você reage em uma situação específica é determinada pela sua história pessoal, personalidade e recursos.

Se ainda não o fez, escolha um contexto familiar e imagine como mudariam suas reações à medida que variam as emoções sentidas naquele contexto. Lembre-se de encontrar um exemplo de uma emoção que o levaria a uma reação útil e outro que invocaria uma reação inútil ou prejudicial. Repita esse exercício pelo menos em cinco contextos diferentes que sejam importantes para você. Receber uma crítica ou um elogio são bons exemplos para se tentar.

A partir dos nossos exemplos e de nossas pesquisas, deve ficar claro que suas emoções em uma situação específica têm muito a ver com sua experiência e comportamento naquela situação e, além disso, que algumas emoções são mais adequadas e úteis do que outras, dependendo da situação. As emoções que deseja e precisa ter são as que maximizem não apenas a qualidade da sua experiência quanto a sua eficiência pessoal para atingir os seus objetivos. Agora passaremos a apresentar os meios para identificação das emoções mais "maximizadoras" para você.

7 Como selecionar as emoções

Quando planejamos uma viagem ao exterior, podemos ler livros que ensinam a fazer as malas para a aventura, mas nenhum nos dirá que emoções levar na viagem. Que sentimentos devem ser levados para se conhecer outros lugares? Paciência? Aceitação? Curiosidade? Desconfiança? Fascinação? Desafio? Aventura? Prudência? Conhecemos um viajante, Steve, que decidiu inicialmente estar num estado de entusiasmo durante a visita a outro país. Mas logo ele descobriu que o entusiasmo mantinha seu ritmo num andamento tão rápido que era incapaz de entrar em contato e interagir com as pessoas da cultura local, coisa que desejava muito fazer. Assim, Steve passou para o ritmo mais lento da curiosidade e logo passou a ser convidado a visitar algumas pessoas do lugar.

Por que os guias de viagem não indicam que emoções levar na viagem, quer seja uma viagem a novos países, a novos relacionamentos pessoais ou a novos sucessos profissionais? A resposta é que a maioria das pessoas parte do princípio de que não temos escolha para reagir emocionalmente em diferentes situações. Para essas pessoas uma emoção é algo que acontece *com* elas como reação do que quer que esteja acontecendo no momento. Elas nunca pensam em escolher emoções. Porém, o fato é que é *possível* escolher emoções. Quando têm escolha, as pessoas geralmente escolhem o que é melhor para elas.

Este capítulo trata da seleção de emoções. A partir do momento em que a pessoa sentir-se capaz de fazer uma escolha consciente das emoções mais adequadas em uma dada situação, ela será capaz de agir a partir daquela escolha, ajustando seus sentimentos.

Todos nós temos experiências de sentir uma emoção que foi pouco apropriada para uma situação qualquer e para atingir um objetivo desejado. Talvez você tenha participado do nascimento de um bebê e se sentido entusiasmado, quando teria sido mais adequado sentir-se responsável. Ou talvez tenha passado a trabalhar em uma situação pouco estruturada, em que quisesse sentir-se livre e responsável, porém ficou tão contente que não conseguiu fazer nada.

Partindo do princípio de que se pode escolher e escolher bem (de uma forma prazerosa e eficiente), a questão é: Como escolher uma emoção adequada? Há três momentos em que esta pergunta é relevante: *antes* de enfrentar uma situação ou função diferente; quando descobrimos que nossos sentimentos ou comportamentos são diferentes daqueles que gostaríamos que fossem *durante* a experiência; e quando nos damos conta *depois* da experiência que não reagimos como gostaríamos. Examinaremos cada uma dessas situações, fornecendo um procedimento de seleção para facilitar a escolha emocional.

Depois

Lembra-se da última vez que esteve preso no trânsito, olhando, sem poder fazer nada, uma fila de cinco quilômetros de carros? Ou daquelas férias em que decidiu descarregar os sacos de cimento, mesmo sabendo quanto estava cansado, e machucou as costas? Ou daquele Natal em que insistiu que sua família abrisse os pacotes de presentes segundo sua orientação para que pudesse registrar a alegria de todos com seu novo aparelho de vídeo, estragando toda a espontaneidade do dia de Natal? E como poderia esquecer, apesar de desejá-lo ardentemente, a entrevista para o novo emprego, durante a qual você estava tão humilde e apagado que acabou com todas as chances de consegui-lo? Ou aquela noite em que chateou tanto a filha para terminar o dever da escola que só conseguiu fazer com que ela não conseguisse realizá-lo? Ou o fim de semana em que tratou com tanto sarcasmo seu companheiro simplesmente porque ele fora almoçar com uma antiga namorada?

Essas ocasiões em que olhamos para trás e nos damos conta de que "fizemos tudo errado" são muito comuns. Às vezes, nem percebemos que não estamos tendo a experiência que gostaríamos de estar tendo. Somente mais tarde, quando não estamos mais lidando com a situação, é que podemos olhar para trás e nos dar conta de que a maneira como nos sentimos e agimos impediu que tivéssemos a experiência que desejávamos ter tido.

Claro que essas experiências são águas passadas, como diz o provérbio. Mas não devemos negligenciar a probabilidade das próximas "águas". É bem provável que no futuro uma vez ou outra estaremos presos em engarrafamentos, carregaremos outros sacos de cimento, teremos outras entrevistas para conseguir emprego e nossos filhos deixarão de preparar o dever de casa. A melhor maneira de aproveitar uma experiência desagradável é usá-la como lição. É bom ter certeza de que a próxima vez que nos encontrarmos na mesma situação possamos reagir de forma mais condizente com os nossos desejos.

Charlie, um de nossos clientes, teve recentemente a oportunidade de aprender uma lição a partir de uma experiência desagradável. Ele nos contou que, durante uma reunião de trabalho em sua escola, o diretor o acusou de haver reestruturado suas turmas de maneira "irresponsável" e "pouco profissional". Charlie ficou sem jeito e tentou desajeitadamente justificar seu programa, mas sentiu-se humilhado e passou a agir na defensiva. Ele nos disse ainda que não era a primeira vez que se sentia e agia daquela forma, no mesmo tipo de situação, mas gostaria que aquela fosse a última. Quando lhe perguntamos como gostaria de ter agido, ele respondeu que preferiria ter agido de maneira "articulada e inteligente e calma — fazendo com que o diretor nunca mais se sentisse em posição de me acusar daquela maneira". Perguntamos ainda como ele teria preferido se sentir, e ele disse: "Acho que, se eu estivesse seguro do que estava fazendo, teria lidado muito melhor com a situação".

Fizemos com que Charlie revivesse toda a situação, mas desta vez reagindo a partir de uma posição de segurança e competência. Ele observou que esses sentimentos fariam uma grande diferença na maneira como se comportara naquela situação. Ele não teria ficado tão nervoso com as acusações e teria reagido de maneira calma, fazendo ao diretor perguntas que não apenas dissessem respeito às acusações, como também colocassem em questão o comportamento do *diretor* — de maneira bastante respeitosa, porém.

Já que Charlie ficara satisfeito em relação ao passado, pedimos-lhe que se imaginasse reagindo a partir de sentimentos de segurança e competência quando algo parecido acontecesse no futuro, e ele ficou satisfeito ao ver que, sem dúvida, aqueles eram os sentimentos mais apropriados para tal tipo de situação. Por fim, certificamo-nos de que ele conseguia ter acesso aos sentimentos de segurança e competência sempre que tivesse necessidade deles.

Não basta apenas *desejar* ter feito algo diferente daquilo que fizemos. Charlie sempre desejara saber se defender, mas isso de pouco serviu quando se viu atacado pelo diretor da escola. Como nossas emoções são muito importantes para determinar a maneira como reagimos, é muito mais fácil e eficiente modificar nossos comportamentos mudando as emoções que geram esses comportamentos. Levando isso em consideração, o procedimento (a seqüência de passos) que damos a seguir permite a seleção de emoções mais satisfatórias e eficientes do que as que foram usadas em situações anteriores.

1. Identifique uma experiência que considera insatisfatória devido a sentimentos e/ou comportamento na ocasião. Avalie o que aconteceu em termos de "O que estava acontecendo?" e "Aonde eu estava querendo chegar?" (As respostas a essas perguntas podem incluir emoções, comportamentos e objetivos.)

2. Especifique a maneira como gostaria de ter-se comportado.

3. Procure adivinhar a emoção necessária para gerar o comportamento desejado.

4. Após descobrir a emoção que poderia tê-lo ajudado a se comportar da maneira desejada, imagine o mesmo tipo de situação no futuro, e, sempre mantendo a emoção escolhida, imagine como sua experiência e comportamento seriam afetados. Lembre-se de levar em consideração a reação das outras pessoas, a preservação de seu bem-estar e sua eficácia em atingir o objetivo desejado. Se a emoção escolhida lhe parecer inadequada ou insuficiente, volte ao item 3 e escolha outra emoção ou acrescente outra àquela já escolhida.

5. Se a emoção escolhida satisfizer o objetivo para sua situação, certifique-se de que possa se sentir da maneira que quer se sentir da próxima vez que se encontrar numa situação semelhante. (O próximo capítulo lhe ensinará a ter acesso às emoções.)

Essa seqüência irá orientá-lo a pensar em sua experiência e comportamento como *conseqüências naturais* de certas emoções. Ela também irá orientá-lo a atingir seus objetivos como conseqüência natural de sua experiência e comportamento. Usaremos a experiência de Charlie com seu diretor para demonstrar cada uma das etapas desse procedimento.

O diretor de Charlie chamou a atenção dele diante de seus colegas durante uma reunião de trabalho. Ao rever a situação, Charlie percebeu que se sentira humilhado e agira na defensiva.

Ele teria preferido reagir de maneira articulada e inteligente, controlada de forma que o diretor nunca mais se sentisse no direito de proceder novamente daquela maneira. Ao refletir sobre a forma como gostaria de ter-se sentido na ocasião, Charlie pensou em segurança e competência. Ele achou que esses sentimentos teriam permitido que ele reagisse da maneira como teria preferido.

Charlie repassou a situação em sua mente, desta vez sob a perspectiva de se sentir seguro e competente. Com essas emoções, observou a diferença em seu comportamento que combinava com sua reação naquela ocasião.

A seguir, ele se imaginou no mesmo tipo de situação num futuro próximo, sentindo-se seguro e competente. Observou que essas emoções continuavam a gerar os comportamentos que desejava ter.

Usando as técnicas apresentadas no próximo capítulo, ele se certificou de que tinha acesso a essas emoções sempre que fosse necessário.

Este procedimento "posterior" faz com que a pessoa especifique o objetivo desejado antes e da próxima vez, dentro de um contexto específico. Ele também faz com que a pessoa perceba as emoções que levarão às experiências e comportamentos desejados naquela situação.

Em outro exemplo, imagine-se recordando uma conversa que teve com uma pessoa que acabou de conhecer e se dá conta de que se sentiu inseguro e deslocado na ocasião. Ao refletir sobre esse fato, você percebe que sua nova amiga estava reagindo de maneira mais sincera e efusiva do que você esperava.

Assim, você decide que desejaria ter reagido de maneira mais delicada, demonstrando sua aceitação. Também teria preferido sentir-se valorizado e receptivo. Você passa a imaginar como teria agido com essa pessoa naquela ocasião se tivesse se sentido valorizado e receptivo e percebe que teria aceito seus elogios de maneira mais elegante, sentindo-se mais à vontade para expressar sua simpatia.

Ao se imaginar na mesma situação no futuro, agindo a partir de sentimentos de auto-estima e receptividade, você chega à conclusão de que essas emoções são realmente adequadas para você e os objetivos que quer atingir naquele contexto. Em seguida, você se certifica de que pode ter acesso àquelas emoções para reagir da maneira que decidiu ser a melhor.

Talvez você passe por esse procedimento sem identificar uma emoção ou grupo de emoções que satisfaçam as experiências e objetivos que deseja alcançar. Se isso acontecer, é necessário reunir mais informações a respeito de maneiras adequadas de agir em determinada situação. Além do mais, cada vez que uma emoção inadequada é selecionada, pode-se aprender algo de novo e valioso a respeito da colocação adequada de suas emoções.

Por exemplo, Geri tentava sentir-se alegre e bem-humorada quando visitava sua irmã, uma pessoa maldosa e invejosa. Quando Geri descobriu que seus sentimentos de alegria e bom humor inevitavelmente se transformavam em raiva e frustração, ela percebeu que deveria descobrir uma nova maneira de agir. A partir dessa experiência, ela percebeu que seria muito melhor sentir-se paciente e receptiva quando estivesse em companhia de sua irmã. Mesmo quando escolhemos mal a emoção, temos a oportunidade de aprender alguma coisa sobre essa emoção em particular e sobre a colocação das emoções em geral. Quando usada como aprendizagem, a escolha mal feita pode se tornar uma fonte de orgulho pessoal, satisfação e autoconfiança.

Durante

Alguma vez você já se pegou sentindo e se comportando de uma maneira inadequada e insatisfatória? Por exemplo, você está participando de uma reunião do conselho de educação e quer dar sua opinião, mas não consegue por se sentir paralisado de medo e incerteza. Ou seus filhos estão correndo pelo supermercado e você fica gritando atrás deles, sem conseguir detê-los. Ou sua esposa ignorou seus conselhos e arrebentou as costas trabalhando no jardim e, em vez de se sentir solidário e preocupado como gostaria, você se sente prepotente e lhe diz coisas cruéis. Ou, ainda, você gostaria de pedir ajuda para algo de que realmente precisa, mas seus sentimentos de humilhação e incompetência impedem-no de falar. Há momentos em que as pessoas se encontram *em uma* situação qualquer e descobrem que estão sentindo e fazendo aquilo que gostariam.

Ao se verem nesse tipo de situação, muitas pessoas acreditam — ou, pelo menos, agem como se acreditassem — que não têm outra escolha a não ser esperar que seu ânimo melhore, deixando que mudanças externas provoquem alterações em seus sentimentos e comportamentos. Sentindo-nos paralisados em uma reunião, esperamos que outra pessoa expresse nossas opiniões para que nos sintamos incentivados a fazê-lo também. No supermercado tentamos acalmar as crianças, para que nós também fiquemos calmos. Tentamos fazer com que nossa esposa siga nossos conselhos para que não nos sintamos no direito de criticá-la e dizer coisas desagradáveis. Ou ainda esperamos que a pessoa de quem esperamos ajuda reconheça nossas necessidades íntimas e nos peça para expressá-las. Mas o problema é que tudo o que depende de circunstâncias externas nem sempre acontece como desejamos.

Leslie jantava com amigos em um restaurante elegante, mas não conseguia divertir-se. Sentia-se intimidada pelo garçom encarregado de servir os vinhos e pelo ambiente pretensioso. Desculpando-se, levantou-se para tomar um pouco de ar fresco. Fora do restaurante, Leslie sentiu-se mais à vontade. Ao refletir sobre o ambiente do restaurante, ela percebeu que nada havia que pudesse realmente intimidá-la. Ao se perguntar o que desejava ao voltar ao restaurante, sua resposta foi: "Aproveitar a ocasião e divertir-me com os amigos". Leslie pensou no que precisava para aproveitar melhor a noite e decidiu que era de "estar à vontade" e de "agradável expectativa". Ela sente-se bem num ambiente quando sente que faz parte dele e fica animada e loquaz quando experimenta uma expectativa agradável.

Para se certificar de que estava no caminho certo antes de voltar ao mundo intimidador do garçom com suas luvas brancas, ela se imaginou tendo uma sensação de participação e expectativa agradável quando estivesse novamente no salão. Ela sabia que esses sentimentos fariam uma grande diferença em sua capacidade de desfrutar o jantar. Satisfeita, ela voltou à mesa, esforçando-se por sentir a sensação de participação e agradável expectativa.

Na verdade, *não estamos presos a nossas emoções atuais.* É claro que, quando vemos que o que estamos fazendo e sentindo não é o que desejamos, podemos simplesmente esquecer nosso desagrado e aplicarmos o procedimento "Depois" quando nos encontrarmos fora da situação. Leslie poderia ter continuado a se sentir intimidada e, chegando em casa, decidiria nunca mais passar por um situação parecida no futuro. Mas, no momento em que percebeu que se sentia intimidada, ela estava no restaurante e queria passar um momento agradável. Como não via razão para desperdiçar a noite, Leslie fez o que achava necessário para modificar a maneira como reagia até então. *Quando reconhecemos que nossa experiência atual não é a que desejamos, podemos escolher modificá-la.* O procedimento a seguir indica a maneira de identificar o tipo de mudança necessária para satisfazer nossos objetivos vivenciais e comportamentais em qualquer situação.

1. Quando você perceber que o que está sentindo é de certa forma insatisfatório, identifique a forma como está se sentindo e se comportando nessa situação.

2. Respire fundo e "saia de dentro de si mesmo". (Imagine-se vendo a si mesmo naquela situação, tornando-se, portanto, um mero espectador.) Desse ponto de vista imparcial, pergunte-se: "O que eu quero? Qual é o meu objetivo neste momento?"

3. Escolha um ou mais sentimentos mais úteis para alcançar o que deseja.

4. Identifique os comportamentos que constituem *conseqüências naturais* da emoção que deseja sentir. Isto é, que comportamentos tem ao sentir aquela emoção? Esses comportamentos o ajudariam a conseguir o que quer? Se a resposta for não, volte ao número 3 e escolha outra emoção para a ocasião.

5. Imagine-se sentindo a emoção escolhida e pense no desenrolar dos acontecimentos ao se sentir daquela maneira. Certifique-se de incluir em suas considerações as reações das pessoas ao seu redor, a preservação de seu bem-estar e a eficiência em atingir seu objetivo desejado. Se a emoção escolhida não for suficiente para satisfazer suas necessidades, volte ao número 3 e acrescente as emoções que considerar apropriadas.

6. Proponha-se ter acesso à emoção (ou emoções) que deseja ter na atual situação. (Lembre-se de que o próximo capítulo o ensinará a ter acesso às emoções.)

Esse procedimento tira, de forma subjetiva, a pessoa da situação insatisfatória, dando-lhe uma oportunidade de respirar e de refletir a partir de um ponto de vista imparcial sobre o que está acontecendo e o que seria melhor fazer naquela situação. Como exemplo do uso desse procedimento, eis os passos seguidos por Leslie para modificar seu sentimento.

Leslie está jantando em um restaurante elegante quando percebe que se sente intimidada pelo ambiente afetado. Ela "sai da situação" (literalmente, neste caso) e decide que quer "aproveitar o jantar e desfrutar a companhia dos amigos".

Ao pensar no jantar, ela decide que as emoções que gostaria de sentir são as de estar à vontade e de expectativa agradável. Leslie sabe que, quando está bem, sente-se à vontade com as pessoas à sua volta e é expansiva e receptiva. E, quando sente uma agradável expectativa, fica animada e conversa bastante.

Ela então passa a imaginar sentir-se à vontade e com uma agradável expectativa e decide que essas emoções vão realmente ajudá-la a satisfazer seu desejo de passar bons momentos no jantar com os amigos. Leslie incorpora esses sentimentos e consegue modificar a situação em que se encontrava.

Ela conseguiu modificar de forma tão prodigiosa sua experiência do jantar porque se separou por alguns instantes do que estava acontecendo consigo mesma para poder escolher as emoções que naturalmente a levariam a ter o tipo de experiência que desejava. E foram necessários apenas alguns segundos para conseguir isso. Não é melhor reservar alguns segundos para conseguir o que se quer, em vez de passar o resto da noite numa situação desagradável?

Vamos a outro exemplo do procedimento "Durante". Digamos que você se arraste penosamente ao realizar seus afazeres domésticos, sentindo-se triste e chateada. Você "dá um passo fora do que está fazendo" e decide fazer bem o que tem de ser feito da maneira mais rápida e agradável possível.

Talvez lhe pareça que seria adequado sentir-se determinada e satisfeita por estar terminando seus afazeres. Ou talvez sinta uma agradável expectativa de ver a casa arrumada. Quando uma pessoa sente determinação, ela continua cumprindo incessantemente as obrigações, sem se sentir frenética ou compulsiva. A satisfação sempre nos faz sentir bem e continuar a fazer aquilo que nos dá prazer. Todas essas conseqüências comportamentais vão ao encontro do que a pessoa deseja para si mesma, enquanto arruma a casa.

Para tirar a prova dos nove, você se imagina arrumando a casa com a orientação emocional de determinação e satisfação e verifica que essas emoções sem dúvida dão-lhe a base para o tipo de experiência que deseja ter enquanto cumpre seus afazeres. Então, você pode incorporar esses sentimentos e terminar de arrumar a casa com um estado de espírito mais agradável e de maneira mais eficaz.

Se você refizer o procedimento "Durante" três vezes sem chegar à conclusão acerca da emoção que irá satisfazer suas necessidades, deixe de lado um instante a situação e reflita se quer continuar nela, para coletar mais informações, ou se quer abandoná-la. Por exemplo, imagine que esteja numa recepção de casamento e se sinta desconfortável. Neste caso, poderia ir até o banheiro ou sair para dar uma caminhada para poder refletir com calma sobre suas necessidades.

O objetivo desses exemplos é mostrar o funcionamento do procedimento, e, quanto mais você utilizar exemplos pessoais, mais compreensível ele se tornará. Embora sejam necessárias muitas palavras para descrever um procedimento, seu uso é muito simples e direto e exige muito menos tempo do que se imagina.

Antes

Sempre existiram e existirão situações novas às quais somos obrigados a reagir. O nascimento de uma criança nos coloca repentinamente no papel de mãe, avó, madrinha, pai ou tio. Uma mudança de emprego pode nos fazer assumir o papel de gerente, funcionário ou consultor. Da mesma forma, ter um encontro amoroso com alguém, ganhar ou perder dinheiro, voltar a estudar ao acabar os estudos, viver num país estrangeiro ou num meio cultural diferente e ir à ópera pela primeira vez são, sem exceção, experiências potencialmente novas, que, com freqüência, exigem novas orientações e comportamentos emocionais diferentes.

Diante de uma situação ou função nova, talvez não se tenha uma idéia formada de como agir, em termos de emoções. Um primeiro encontro amoroso, por exemplo, deve ser abordado com sentimentos de medo? Desconfiança? Curiosidade? Confiança? Satisfação? Quando não sabemos abordar uma situação nova, às vezes reagimos com as emoções que normalmente sentiríamos em situações semelhantes, em vez de escolher a maneira como preferiríamos reagir e depois torná-la real. A pessoa que reagir a um primeiro encontro com a emoção conhecida, porém desagradável do medo, pode transformar sua saída em algo a ser esquecido. Seria muito melhor ir a um encontro com um sentimento, digamos, de curiosidade.

Quando Martin veio nos procurar estava bastante apreensivo. Ia começar a tomar aulas de mergulho submarino e, embora estivesse ansioso por fazê-lo, a idéia de ficar por longos períodos debaixo da água, totalmente dependente de um sistema de respiração artificial, o amedrontava. Como não desejava iniciar suas aulas com essa sensação, veio nos pedir ajuda. Perguntamos o que queria com suas aulas de mergulho, e ele disse que desejava "me divertir e me sentir seguro — com certeza, me sentir seguro — e ver o que acontece". Martin respondeu com facilidade "sentir-se a salvo" e "seguro", quando a seguir lhe perguntamos como queria sentir-se durante as aulas. Assim:

Autores: Então, Martin, como se comporta quando está se sentindo "a salvo" e "seguro"?
Martin: Eu me desligo. Fico "nas nuvens", como dizem.
Autores: E isso é compatível com o que quer como experiência enquanto estiver mergulhando?
Martin: Não.
Autores: Por que não?
Martin: Ora! Se estiver me sentindo seguro e a salvo, posso fazer alguma bobagem. Acho que se for para me sentir a salvo e seguro é melhor ficar na praia, tomando banho de sol.
Autores: E como *deseja* se sentir?

Martin: Bem, não quero ter medo — o oceano é grande demais. Gostaria de estar alerta, talvez curioso ou fascinado.
Autores: E quais seriam as conseqüências de você se sentir alerta e curioso ou fascinado?
Martin: Eu prestaria atenção ao que acontece à minha volta. E então começaria a perceber toda a aventura, porém sem me desligar do que está acontecendo ao meu redor.

A combinação das emoções de estar alerta e curioso, ou fascinado, parecia levar Martin a ter o tipo de experiência que queria ter, enquanto estivesse mergulhando. Para conferir isso, pedimos-lhe que se imaginasse tomando as primeiras aulas, enquanto se sentia alerta e curioso. Ao fazer isso, ele descobriu que realmente essas emoções satisfaziam seu desejo de estar a salvo, seguro e descobrindo coisas novas, enquanto aprendia a mergulhar. Em seguida, o ajudamos a ter acesso ao estado de alerta e fascinação.

Quando conseguimos determinar como orientar melhor nossos sentimentos *antes* de enfrentarmos uma situação desconhecida, como Martin foi capaz de fazer com o mergulho submarino, pode-se criar um alto grau de flexibilidade e escolha para si mesmo. Quando estabelecemos um objetivo vivencial em termos de emoções, a nossa própria experiência nos fornece a informação necessária para sabermos se estamos no caminho certo. O próximo procedimento ajudará o leitor a selecionar as emoções mais adequadas e satisfatórias para uma situação nova.

1. Descreva a situação incluindo especificamente o que há de conhecido e o que existe de novo e pouco conhecido.

2. Leve em consideração o que deseja fazer na situação em questão, mesmo se for apenas proporcionar prazer a si mesmo, ou ser prestativo ou se proteger.

3. Decida como quer se sentir nessa situação.

4. Identifique que comportamentos são conseqüência natural da emoção que gostaria de sentir nessa situação. Em outras palavras, que comportamentos você naturalmente tem quando sente aquela emoção? Seriam esses comportamentos aquilo que deseja para essa situação em particular? São eles compatíveis com os objetivos que estabeleceu para essa situação? Se a resposta for não, volte para o item 3 e escolha uma emoção diferente que queira ter nessa situação.

5. Imagine-se na situação, sentindo a emoção que escolheu, e avalie como os acontecimentos poderão se desenrolar. Certifique-se de incluir na avaliação as reações das outras pessoas, a preservação de seu bem-estar e sua eficácia em atingir os objetivos desejados. Se a emoção

que escolheu não for suficiente para satisfazer suas necessidades, volte ao item 3 e acrescente outras emoções que acha serem apropriadas.

6. Tenha acesso à emoção (ou emoções) que deseja ter na situação futura. (Você aprenderá os métodos para ter acesso a emoções no próximo capítulo.)

Essa seqüência oferece os meios de avaliar previamente o direcionamento de suas emoções de maneira que sua experiência seja exatamente a que você deseja. Ela também ajudará a atingir os objetivos que estabeleceu para aquela situação específica. A seqüência é semelhante à que Martin seguiu para ter o tipo de experiência de mergulho que almejava ter.

Martin está se preparando para tomar aulas de mergulho submarino. Ele já conhece vários esportes, mas o inusitado dessa nova experiência é que terá de ficar submerso por longos períodos dependendo apenas de uma aparelhagem de respiração artificial. O que ele deseja realizar inclui divertir-se, estar em segurança e observar tudo à sua volta.

Enquanto aprende a mergulhar, Martin deseja sentir-se seguro e a salvo. Ao lhe perguntarmos como se comportava quando se sentia assim, ele nos disse que "se desligava de tudo" e "ficava nas nuvens". (Esses são, para ele, os efeitos comportamentais naturais de se sentir seguro e a salvo.) Ele passou a examinar a compatibilidade desses comportamentos em relação ao seu objetivo de ficar em segurança ("Talvez eu faça alguma bobagem"), e se dá conta de que sentir-se a salvo e em segurança não são emoções que deverá sentir.

Ao reconsiderar sua escolha das emoções, Martin decide que talvez ele precise estar alerta e curioso ou fascinado. Ao sentir essas emoções, Martin não apenas presta atenção a sua aventura, como também à vivencia. E isso é exatamente o que ele quer para suas aulas de mergulho. Para verificar se isso é verdade, Martin imagina-se nas aulas sentindo-se alerta e curioso e descobre que o direcionamento emocional que essas emoções lhe proporcionam vai ajudá-lo a satisfazer seu desejo de ter prazer e segurança durante sua experiência de mergulho. Em seguida, Martin aprende a ter acesso a esses sentimentos de alerta e fascinação, no contexto do mergulho submarino.

Esse é mais um exemplo da utilização de um procedimento. Mary, uma de nossas assistentes, vai participar de um seminário e, mesmo tendo já participado de vários anteriormente, o tópico a ser discutido desta vez é completamente desconhecido para ela. O que há de novo é o conceito específico que será apresentado e os outros participantes.

Mary quer determinar se o conceito é ou não útil para ela e, se for o caso, entrar em contato com os outros participantes do ponto de vista profissional e pessoal. Ela decide que quer se sentir confortável no seminário. Ao examinar as conseqüências naturais da emoção que escolheu, Mary percebe que, sentindo-se confortável, ela ficará relaxada demais. Ao se perguntar se esse seria o comportamento útil no seminário, sua resposta é: "Assim não conseguirei o que desejo". Então ela recomeça o ciclo e seleciona a curiosidade e a cordialidade como melhores escolhas para orientar suas emoções.

Mary examina as consequências naturais dessas emoções e percebe que, quando se sente curiosa, está comprometida em aprender e a pensar em como utilizar o que está aprendendo, e quando está cordial entra em contato e fica receptiva às outras pessoas. As consequências naturais de se sentir curiosa e cordial provavelmente vão direcionar Mary a satisfazer seu desejo de avaliar o conteúdo, aprender e conhecer os outros participantes do seminário.

Como verificação final, Mary imagina-se presente ao seminário, participando e mantendo suas emoções de curiosidade e cordialidade. Então, ela consegue se ver "indo muito bem". Isto é, ela está voltada para o aprendizado e o contato com outras pessoas, e estas são receptivas à sua abordagem.

Finalmente, Mary adota um método para garantir que vai se sentir como deseja quando estiver no seminário.

Ao fazer todos os passos da sequência, Mary se deu a oportunidade de indicar seu direcionamento emocional antes de ir ao seminário, em vez de simplesmente aparecer e reagir, talvez de maneira inadequada, ao que encontrasse lá. A etapa 4 do procedimento torna possível examinar tanto os tipos de comportamento que farão com que a pessoa satisfaça sua experiência quanto os tipos de emoções que, para ela, dão naturalmente acesso àqueles comportamentos. Os poucos minutos que Mary gastou fazendo-se as perguntas do procedimento e respondendo a elas deu-lhe, assim como a qualquer outra pessoa, a possibilidade de escolher.

Caso reveja três vezes as perguntas do procedimento sem ficar satisfeito com a emoção (ou emoções) que escolheu, talvez seja necessário pedir informações a alguém que tenha estado na situação em que você se encontrará. Por exemplo, se estiver se sentindo "amedrontado" ou "intimidado" por estar sendo chamado a ser testemunha de um julgamento pela primeira vez, procure conversar com alguém que não apenas já tenha passado por essa situação, como tenha conseguido sentir-se à vontade, gostar da experiência e achá-la satisfatória. Pergunte a essa pessoa para o que você deve se preparar e quais eram suas emoções quando ela sentiu que tudo estava indo bem. Você poderá usar essa informação corno indicação. E quem sabe as emoções que serviram para ela servirão também para você.[*]

---

[*] Para maiores informações sobre como obter informações de outras pessoas para modelar suas próprias reações veja *O método EMPRINT — um guia para reproduzir a competência*, de Cameron-Bandler, Gordon e Lebeau (Summus Editorial, 1992).

O que está à sua disposição

A maioria das pessoas apenas toleram as emoções indesejáveis ou se esforçam por evitar situações que as provoquem. Essas pessoas não têm escolha a respeito de suas emoções porque nunca lhes ocorreu escolher. Mas *é* possível escolher. Você agora tem uma maneira de escolher emoções úteis e necessárias para si mesmo. Os procedimentos tornam isso possível. Agora há um procedimento à sua disposição que pode ser usado *antes* de partir para uma situação desconhecida, outro que pode ser usado *durante* a situação em que não esteja se sentindo e agindo como gostaria e um terceiro que pode ser usado *depois* de uma experiência pouco satisfatória, para mudar sua maneira de reagir no futuro. Você pode escolher suas emoções de forma a controlar sua própria experiência de maneira muito mais eficaz do que a maioria das pessoas.

A verdadeira escolha surge a partir desse controle vivencial. Todos nós sabemos o que é sentir uma emoção inadequada que nos desvia dos nossos desejos e necessidades. Porém, ser capaz de selecionar suas emoções significa que podemos escolher o sentimento que esteja mais de acordo com o que estamos fazendo no momento. A pessoa estará "presente" *por inteiro*. Em sintonia com o momento, é possível prestar mais atenção em satisfazer os objetivos, em vez de simplesmente lidar com emoções desagradáveis e inadequadas. Essa congruência mais ampla significa que a pessoa poderá ficar mais do jeito que deseja, sentindo-se da maneira que quer enquanto vive suas experiências. E todos saem ganhando. Os outros porque poderão nos ver nos sentindo e nos comportando da maneira como realmente *somos* e também por poderem interagir com uma pessoa congruente, em vez de lutarem para entender e interagir de maneira adequada com alguém incongruente. Finalmente, a liberdade que sentimos ao sermos capazes de escolher torna possível a criação de resultados alternativos que de outra forma talvez não tivessem sido levados em consideração, simplesmente porque esses resultados finais dependiam de escolhas emocionais que pareciam além das nossas possibilidades.

E se todos nós tivéssemos a capacidade de escolher nossas emoções? Sem dúvida, passaríamos a agir muito melhor e de forma mais congruente. O resultado poderia ser uma maior e melhor compreensão e comunicação, que possibilitaria maior cooperação entre todos. Além disso, todos nós nos tornaríamos cada vez mais capazes de julgar o que vale a pena ser sentido porque teríamos oportunidades constantes de observar e participar da avaliação e comparação das emoções. Em resumo, todos nós poderíamos aprender mais sobre a vasta gama das emoções e experiências humanas, sendo todos ao mesmo tempo alunos e professores uns dos outros.

8 Como ter acesso às emoções

Estávamos na rodovia federal quando Michael foi ultrapassado por um imenso caminhão de dezoito rodas que decidiu trocar de faixa sem sinalizar. Michael ficou vermelho enquanto fixava o ofensor e xingava por entre os dentes. Pouco depois, ele respirou profundamente, relaxou-se e sorriu ironicamente. Explicando o que acabara de fazer, Michael disse: "Sempre que fico fora de mim dessa maneira, penso em duas regras que li em um livro para evitar um ataque cardíaco: 'Não se chateie por uma coisa de menor importância' e 'Tudo é de menor importância'. Por isso sempre respiro profundamente e tudo melhora imediatamente".

É interessante que Michael decidiu mudar a maneira de sentir e o tenha conseguido. Após escolher o que seria uma emoção satisfatória e adequada, deve-se poder ter uma maneira de *sentir* a emoção quando quiser e precisar. Geralmente as pessoas conseguem sentir as emoções de que precisam se souberem identificá-las. Precisamos apenas saber o nosso objetivo e o tipo de emoções que naturalmente nos levariam a reagir mais de acordo com ele para levarmos adiante a nossa escolha.

Porém, às vezes, mesmo sabendo como queremos nos sentir, não sabemos como vivenciar esses sentimentos. Existem dezenas de métodos que facilitam o acesso a emoções, tanto em nós mesmos como nos outros, e todos eles são variações de quatro abordagens básicas. Em vez de analisar as dezenas de métodos existentes, passaremos diretamente às quatro abordagens fundamentais.

Como "recuperar" uma emoção

A primeira abordagem reside na familiaridade que temos com nossa experiência emocional e os meios de afetar essa experiência. Colocando de maneira mais simples, temos acesso aos sentimentos de que necessitamos quando geramos em nós mesmos o tipo de experiência ou comportamento que vão gerar o tipo de emoções que queremos sentir. Para se preparar emocionalmente para trabalhar em casa, o pintor surrealista René Magritte vestia-se de maneira impecável, pegava sua pasta e despedia-se da esposa; em seguida, dava a volta pelo quarteirão e entrava novamente em casa, já preparado para o seu dia de trabalho.

Antes de ler este livro, talvez você nunca tivesse raciocinado em termos de ter escolha e controle emocionais. No entanto, as bases da escolha emocional estão em todas as pessoas. Se examinar a semana que passou, com certeza você encontrará exemplos de situações em que se sentia de uma certa forma e, ao mudar sua maneira de pensar ou o que estava fazendo, foi capaz de mudar sua maneira de sentir. Muitas vezes essas ocasiões não premeditadas de escolha emocional não nos permitem perceber que *fizemos* algo que, mesmo inadvertidamente, modificou a maneira como nos sentíamos.

Como em geral não percebemos as mudanças emocionais diárias que operamos em nós mesmos, talvez seja mais fácil reconhecer a capacidade que outras pessoas têm de modificar seu estado emocional, como Michael o fez na rodovia e Magritte, em seu trabalho. Pense novamente na semana passada e talvez ache exemplos de pessoas que estavam claramente presas a alguma emoção desagradável, mas, em poucos segundos, conseguiram fazer um ajuste interno e passaram a sentir e a agir de forma diferente. Conhecemos uma mulher que tem uma idéia exata — e de certa forma onerosa — do tipo de casa que deseja ter um dia. Muitas vezes ela se sente desanimada e até desesperançada. Mas, logo que percebe o que está acontecendo, começa a criar imagens claras em sua mente de "como será a casa" e modifica seu estado emocional para sentir-se novamente ambiciosa.

Outra mulher, cujos cinco filhos de vez em quando fazem-na ficar nervosa, exasperada e zangada, pensa em como eles parecem inocentes e amorosos quando estão dormindo. Essas lembranças enchem seu coração de um calor que ela sente espalhar-se pelo corpo. O resultado é um sentimento de paciência e bom humor renovado. Essas pessoas, mesmo quando se sentem nervosas ou desesperançadas, têm escolha emocional. Elas conhecem maneiras eficientes de mudar seus sentimentos, e as usam.

O segredo para entrar em contato com suas emoções é descobrir como *você* muda naturalmente seus sentimentos e como as outras pessoas mudam suas emoções de forma que possa também funcionar no seu caso. Para começar, sugerimos que descubra exemplos recentes de situações em que você modificou seu estado emocional, intencionalmente ou não, para verificar o que fez com seu comportamento ou com sua experiência interna que provocou a mudança.

Para lhe dar uma idéia da imensa variedade de maneiras de ajustar sua experiência e comportamento para influenciar seus sentimentos, examine os exemplos que damos a seguir sobre como sentir-se confiante.

CONFIANTE

- ☐ Modificar a postura corporal para uma confiante.
- ☐ Lembrar-se de um momento em que se sentia confiante.
- ☐ Dizer a si mesmo o quanto você é formidável, lembrando-se das coisas de que gosta a seu respeito.
- ☐ Ver-se fazendo algo extraordinário, como escalar uma montanha ou pilotar um avião.
- ☐ Identificar algo dentro de uma situação na qual já se sinta confiante.
- ☐ Pensar em sua espinha dorsal como se fosse de aço.
- ☐ Ouvir, mentalmente, uma música que o emocione e que o faça sentir-se confiante.
- ☐ Pensar nas pessoas que o fazem sentir-se confiante e imaginá-las em tamanho miniatura, sentadas em seu ombro, falando diretamente em seu ouvido.

Qual é a *sua* maneira de se sentir confiante? Como se pode ver pela lista acima, existem muitas maneiras de conseguir esse resultado. Agora, suponhamos que você queira sentir-se sereno face a uma situação em que precisa reagir com calma e não impulsivamente. Ou curioso quando está se sentindo chateado e quer participar mais. Ou divertido em vez de levar tudo a sério demais.

SERENO

- ☐ Imaginar um lago de águas tranqüilas.
- ☐ Imaginar-se em um jardim japonês.
- ☐ Respirar profundamente, fechar os olhos e modificar a postura corporal.
- ☐ Ouvir música lenta, calma e harmoniosa, dentro de sua cabeça.
- ☐ Juntar as mãos e pensar na questão da unidade.
- ☐ Contar lentamente até dez.

CURIOSO

- ☐ Fazer perguntas sobre as quais quer realmente saber as respostas, sobretudo ligadas ao que está acontecendo ao seu redor, no momento em questão.
- ☐ Fazer a outras pessoas perguntas do tipo: "Como consegue fazer isso?" e "Como isso funciona?"
- ☐ Modificar sua postura para que fique mais para frente, mais empenhado.

- Pensar em obter respostas a perguntas que não sejam feitas em voz alta.
- Procurar respostas e padrões no que está acontecendo ao seu redor.

DIVERTIDO

- Imaginar-se tendo superpoderes, sem desejar usá-los nos pobres mortais.
- Imaginar todas as pessoas andando de fralda.
- Pensar em dizer coisas escandalosas, sem ter intenção de dizê-las em voz alta.
- Inventar trocadilhos e dizer ou não para todo mundo.
- Procurar contradições naquilo que as pessoas dizem.
- Imaginar a situação em que se encontra atualmente, a partir de uma outra referência temporal — com dez anos de diferença, para o passado ou para o futuro.
- Imaginar o que seu comediante predileto faria na mesma situação.

Essas listas têm apenas o propósito de servir como exemplo. Embora algumas de nossas sugestões possam funcionar perfeitamente em seu caso, é importante lembrar que talvez já possua maneiras de gerar essas emoções em si mesmo — maneiras que o levam *naturalmente* à emoção desejada.

Ao examinar os diversos exemplos, pode-se notar que eles se encaixam em várias categorias. É possível "recuperar" uma emoção, usando:

Uma lembrança	"Confiante." Lembrar-se de uma ocasião em que se sentia e agia de maneira confiante.
Uma fantasia	"Divertido." Imaginar ter superpoderes, sem usá-los sobre os pobres mortais.
Modificando sua postura	"Curioso." Modificar sua postura para que fique mais para a frente, mais empenhado.
Redirecionando sua atenção	"Confiante." Identificar um objetivo claro dentro daquela situação.
Modificando a referência temporal	"Divertido." Imaginar a situação em que se encontra atualmente, a partir de outra referência temporal — com dez anos de diferença, para o passado ou para o futuro.

Modificar a intensidade	"Sereno." Ouvir uma música lenta, calma e harmoniosa, dentro de sua cabeça.
Mudar o ritmo	"Sereno." Contar lentamente até dez.
Mudar o tipo de participação	"Curioso." Procurar respostas e padrões no que está acontecendo ao seu redor.
Modificar os critérios	"Motivado." Lembrar-se sempre da importância de cuidar de sua família.
Modificar a abrangência do segmento	"Capaz." Dividir uma tarefa imensa em pequenas etapas, mais fáceis de serem realizadas.
Procurar o que está ausente ou o que está presente	"Curioso." Fazer perguntas sobre as quais quer realmente saber as respostas.

Todos os exemplos constituem maneiras de influenciar nossa experiência. Elas podem nos proporcionar meios de experimentar emoções desejadas e necessárias.

Uma observação importante: NÃO USE drogas ou comida como artifício para alcançar o estado emocional desejado. O uso de substâncias nocivas para mudar sentimentos leva à dependência e a conseqüências colaterais tristes e muitas vezes desastrosas, causando disfunções, mudanças de humor, aumento da pressão sanguínea, câncer e obesidade.

Além de nossas experiências pessoais, as de outras pessoas podem mostrar muito a respeito da influência a que estão sujeitos os estados emocionais. As experiências dos outros podem ainda fornecer estratégias específicas para modificar emoções que ainda não sabemos mudar. Recomendamos que você pense em vários exemplos de mudanças de estado emocional que já observou em amigos e conhecidos e pergunte-lhes o que fizeram para facilitar as escolhas emocionais. (Talvez eles nunca tenham pensado nisso e talvez precisem de sua ajuda para entender como o fizeram.)

Após identificar algumas maneiras de modificar emoções, passe a observar como você influencia a sua própria experiência emocional. O objetivo é prestar atenção no momento em que modificou suas emoções e observar exatamente o que, tanto interna como externamente, causou a mudança. Dessa forma, você estará ensinando a si mesmo o tempo todo, aperfeiçoando sua compreensão dos processos de mudança e construindo um arsenal de estratégias pessoais de mudanças.

Neste capítulo examinamos as bases de informação e experiência necessárias para se exercer efetivamente uma escolha emocional. A seguir, damos um procedimento para captar de maneira eficaz as emoções, usando seus próprios conhecimentos e experiência pessoal.

1. Especifique o que deseja sentir. (Essa informação pode ser obtida a partir dos resultados de um dos três procedimentos de seleção indicados no capítulo anterior.)

2. Pergunte-se: "O que posso fazer aqui e agora (ou ali e então), para sentir essa emoção?"

3. Examinando sua história pessoal, identifique maneiras como já conseguiu sentir, ou fazer com que outra pessoa sentisse, uma emoção específica.

4. Escolha formas que lhe pareçam mais adequadas.

5. Faça o que deve ser feito. Se o resultado não for satisfatório, volte aos itens 3 e 4 e escolha uma outra maneira de sentir a emoção.

Como se pode ver, essa estratégia é das mais diretas que existem. Seus recursos pessoais atuais em relação ao acesso de emoções são mais ricos e amplos do que você supõe e aumentarão ainda mais se seguir as sugestões dadas anteriormente para reunir os exemplos seus e de outras pessoas sobre as diversas maneiras de "recuperar" certas emoções. Não há por que adotar uma abordagem mais completa se você já possui os meios necessários para ter acesso direto às emoções que deseja ter. No entanto, é importante lembrar que, a partir do momento em que você se dá conta de que tem escolha, deve *agir* de maneira a poder usar as emoções em seu dia-a-dia.

Leslie usa esse procedimento para "recuperar" uma emoção que funciona como uma vacina contra o tédio. Assim que sente que está ficando desligada, antes mesmo de cair nas malhas do tédio, ela "recupera" a curiosidade e a fascinação, fazendo perguntas sobre as pessoas ao seu redor: "O que aquela pessoa estará pensando ou sentindo?", "O que estará acontecendo em sua vida?", "Como é possível que aquele casal não esteja conversando um com o outro?" Se ela está sozinha, sem outras pessoas que possa observar, procura um objeto e se pergunta: "Quem fez isso?", "Por que foi concebido dessa maneira?", "Por que acham isso bonito?", "Será que a intenção era a de passar a imagem ou comunicação que estou recebendo neste momento?"

Em mais de uma ocasião conseguimos transformar uma refeição que poderia ter sido monótona em uma experiência interessante e divertida, observando o comportamento de grupos das outras mesas — caso estejam sentados em um reservado, estão juntos ou distantes, se tocam ou não, quem fala mais e quem fica só ouvindo, a maneira como cada pessoa reage ao ritmo da fala e do tom de voz de outra, e assim por diante. Esse redirecionamento da atenção e mudança do nível de participação nos leva a pensar sobre "O que estará acontecendo com cada uma dessas pessoas para que tenham esse tipo de comportamento?", "Qual dessas pessoas não faz parte do grupo ou da família?", "Quem pagará a conta e quem não pagará?"

Também usamos esse procedimento para ajudar Mark, nosso filho adolescente, a enfrentar muitas de suas atribulações. Quando ele quis chamar uma amiga para sair, sem saber como fazê-lo, começou a se sentir tenso e incompetente; então, pedimos-lhe que criasse uma imagem na qual ele tentava várias abordagens diferentes com diversas garotas. Pedimos que ele imaginasse algumas aceitações e algumas rejeições para que pudesse treinar reagir de maneira adequada a ambas as possibilidades. Quando adquiriu a experiência que lhe faltava, sua sensação de incompetência foi substituída pela de confiança. Outra oportunidade para usar esse procedimento surgiu quando Mark tentou entrar para a equipe de tênis da escola. Ele sabia que tinha poucas chances, mas, como gostava muito e estava conhecendo novos amigos, continuou a jogar todas as tardes, após as aulas, durante duas semanas. Quando chegou o dia do teste final e ele recebeu o bilhete azul, mesmo sabendo que não tinha possibilidade de entrar para a equipe de tênis, ainda assim ficou decepcionado. Nós o ajudamos a passar da decepção à determinação, simplesmente modificando o critério e a referência temporal que estava usando antes, redirecionando seu pensamento e atenção para o que tinha de fazer para ter certeza de poder fazer parte da equipe no ano seguinte.

Enquanto algumas pessoas acham muito fácil ajustar suas percepções e comportamentos para modificar sentimentos, talvez você seja daquelas que acha isso difícil. Quanto mais difícil for a tarefa de alterar sua experiência e comportamento, mais importante se torna adquirir essa capacidade. Sua dificuldade em alterar sua experiência e comportamento indica falta de flexibilidade que sem dúvida abalou sua vontade de ter escolha emocional. Quanto mais energia colocar na descoberta, tentativa e experiência de novas maneiras de modificar suas emoções, mais estará fazendo a balança pender em favor da flexibilidade e escolha.

Auto-ancoragem

A *ancoragem* é a técnica de equiparação de alguns estímulos sobre os quais temos controle, com o estado emocional que gostaríamos de sentir. Todos nós temos muitas âncoras involuntárias, mesmo que irresistíveis, às quais reagimos automaticamente. Por exemplo, a música que nos faz lembrar de uma noite especial, ou o aroma que reacende os sentimentos que temos por alguém importante, ou o abraço carinhoso que imediatamente desperta um sentimento de segurança e aceitação. Cada um desses "acontecimentos" — a música, o aroma, o abraço — é uma âncora para as lembranças e os sentimentos aos quais o acontecimento está associado.

Ao criar uma escolha emocional para si mesma, dentro de uma situação específica, a pessoa deve ser capaz de identificar a emoção adequada ao contexto e poder ter acesso àquela emoção quando necessário. Por exemplo, talvez a pessoa queira sentir-se curiosa durante uma aula, mas não consegue sentir curiosidade quando está assistindo à aula. Sem dúvida, é necessário ter uma maneira de trazer a sensação de curiosidade para sua experiência atual. O procedimento para recuperar emoções é um método a ser usado, mas uma outra maneira eficaz de fazer isso é estabelecer uma *âncora* que possa ser usada para dar acesso à sensação desejada. Quando estiver na sala de aula, sentindo-se entediada, porém querendo e precisando estar mais receptiva, a pessoa poderá usar a âncora para sentir curiosidade.

Uma amiga nossa, Jonelle, usou a ancoragem para superar o medo de falar em público. Ela ficava amedrontada só de pensar em todos os olhares fixos nela. Ao confessar seu receio a Leslie, que tem uma vasta experiência de falar em público, esta lhe explicou que o público na realidade desejava que ela se saísse bem. Essa revelação fez com que Jonelle se sentisse imediatamente mais segura, mas ainda tinha receio de que a sensação de segurança desaparecesse assim que se visse diante do público. Para que pudesse sentir aquele tipo de segurança quando precisasse dele, Jonelle intensificou a sensação o máximo que podia e segurou o tampo da mesa como se fora uma cátedra. Ela repetiu o gesto várias vezes, até que o simples fato de segurar o tampo da mesa lhe transmitisse a sensação de segurança que se espalhava por todo o seu corpo. Quando chegou a hora da palestra, ela subiu nervosamente ao tablado. Mas, logo que segurou as bordas da cátedra, o nervosismo desapareceu, sendo substituído pela segurança que todas as pessoas que a olhavam lhe transmitiam.

Jonelle usou a ancoragem para sentir segurança quando necessitasse dela. Sua âncora foi segurar o topo da cátedra — uma escolha excelente, pois seria precisamente quando deveria se sentir segura — e certificou-se de que haveria uma cátedra à sua disposição. A segurança não é a única emoção à qual se pode ter acesso com o uso de uma âncora. A ancoragem pode ser usada para se sentir imediatamente qualquer tipo de emoção.

A seguir, indicamos um procedimento para a técnica de auto-ancoragem.

1. Identifique o sentimento desejado.

2. Lembre-se de uma ocasião em que sentiu plenamente aquela emoção. Após identificar a lembrança, junte levemente as mãos (ou usar qualquer outro toque discreto, como segurar o lóbulo da orelha com o polegar e o indicador, ou tocar a lateral da narina).

3. Aprofunde a lembrança, vendo o que viu, ouvindo o que ouviu e, o mais importante, sentindo o que sentiu na ocasião.

4. Após mergulhar na emoção desejada, aumente delicadamente a pressão das mãos ou do toque, continuando a sentir plenamente a emoção. Essa ação faz com que a junção das mãos, ou qualquer outro sinal que tenha escolhido, torne-se a âncora para a sensação.

5. Mantendo a pressão do toque, reoriente-se para o presente, trazendo consigo a emoção. Se, durante a reorientação para o presente, a emoção desaparecer, volte às etapas 3 e 4, e tente novamente acesso à lembrança e à âncora.

6. Afaste as mãos e aprecie a sensação que se sente. Se ela diminuir de intensidade refaça a pressão para ter novamente acesso à emoção. Faça isso até que possa não apenas sentir a emoção usando a âncora, mas mantê-la por algum tempo após ter deixado a âncora de lado.

7. Mais tarde, teste a âncora mais uma vez juntando as mãos, ou repetindo o toque escolhido. Se a âncora não proporcionar o acesso à emoção desejada, refaça a técnica, certificando-se de intensificar o mais possível a lembrança, acrescentando outras, se necessário.

O ponto principal dessa técnica é que a pessoa mergulha em uma emoção específica, usando experiências anteriores intensas, e estabelece um sinal de toque capaz de levá-la imediatamente de volta àquela mesma sensação. Assim, se ela desejar a sensação de estar apaixonada, deve lembrar-se de situações em que esteve muito apaixonada e ancorá-las. Ou, se quiser sentir-se serena, deve lembrar-se de uma ocasião em que se sentiu particularmente calma. Ou ainda poderá lembrar-se da ocasião em que lutou para cumprir um prazo de entrega de um trabalho, para sentir-se determinada.

Essa técnica torna possível ancorar emoções específicas para que se possa senti-las *quando for necessário*. É claro que, usada dessa maneira, a ancoragem é algo que se faz antes de precisar sentir as emoções desejadas.

Um cliente nosso, Roy, sentia-se incapaz do ponto de vista social. Raramente aceitava um convite para ir a festas, pois eram sempre ocasiões em que se sentia mais isolado das outras pessoas. Depois de aprender a técnica da ancoragem, ele decidiu experimentá-la e aceitou um convite para uma reunião em seu edifício. Decidiu que para poder se comunicar com outras pessoas precisava sentir-se cordial. Havia algumas pessoas com quem se sentia especialmente cordial. Imaginou estar com elas, intensificou a sensação de cordialidade e juntou as mãos para ancorar a emoção. Repetiu o processo até que o simples fato de juntar as mãos enchia-o da sensação de cordialidade. Na festa, a âncora que Roy criou foi de grande serventia. Inicialmente, precisou usá-la várias vezes, mas à medida que as pessoas reagiam bem ao seu comportamento cordial, a sensação tornou-se uma reação natural aos contatos que desfrutava, de maneira que não mais precisou usar a âncora.

Não é necessário que a âncora seja o toque de uma mão na outra, como sugerimos nos exemplos acima. Pode-se servir de qualquer toque diferente. Por exemplo, juntar o polegar e o anular ou segurar o pulso esquerdo com os dedos da mão direita são toques diferentes e incomuns que poderiam servir de âncora, como fez Jonelle, ao usar a cátedra da sala de conferência. Por outro lado, se a pessoa normalmente esfrega uma mão na outra ou passa a mão no pescoço, essas seriam más escolhas para âncoras. Isso porque o mesmo toque pode ancorar outra emoção qualquer ao mesmo toque, mascarando ou eliminando completamente a que foi ancorada anteriormente. E, se várias emoções forem ancoradas para diferentes situações, será necessário estabelecer uma âncora para cada emoção.

O bom funcionamento de uma âncora depende de sua potência. Ao criar uma âncora para uma emoção, é preciso tornar a experiência de reviver a situação em que foi sentida a emoção da maneira mais vívida e forte possível. A intensidade da experiência pode ser aumentada intensificando-se suas cores, a luminosidade, o movimento, o volume e o ritmo e as sensações daquele momento. Pode-se também aumentar o poder de uma âncora reancorando-se a emoção várias vezes, como fizeram Jonelle e Roy. Para intensificar uma emoção, às vezes é necessário lembrar-se de um momento particularmente importante do passado que ainda nos afeta ao nos lembrarmos dele. Por exemplo, se quisermos ancorar sentimentos de amor em relação ao nosso companheiro, em vez de intensificar o sentimento de amor atual, é necessário voltar ao início do romance, quando nos sentimos pela primeira vez atraídos por aquela pessoa.*

Como eliminar relações de causa e efeito

Às vezes, ficamos em um estado emocional causado por uma situação tão opressora que não somos capazes de mudar os nossos sentimentos. Nessas ocasiões, o que acontece ao nosso redor tem tal poder sobre nós que não conseguimos mudar os componentes de percepção, ou iniciar o comportamento que nos permita construir a estratégia de escolha que funciona em outras ocasiões. Nesses momentos, até as âncoras previamente estabelecidas parecem incapazes de eliminar o vigor da situação em que nos encontramos.

Estamos nos referindo às situações em que um estímulo específico e identificável faz-nos sentir algo que não queremos sentir. (Aliás, mui-

---

* Uma exposição mais aprofundada dessa técnica e suas utilizações pode ser encontrada em *Soluções — antídotos práticos para problemas sexuais e de relacionamento*, de Leslie Cameron-Bandler (Summus Editorial, 1991).

ta gente pensa que *todas* as suas emoções são decorrentes dos vários estímulos que ocorrem à sua volta e querem controlar a maneira como se sentem, tentando controlar o ambiente onde se encontram — estratégia fadada a não dar certo.) Tais situações podem incluir a raiva que toma conta de nós quando o tio Joe começa a sua ladainha racista, ou a tristeza que sentimos ao ouvir o noticiário, quando alguém grita conosco, ou a pontada de ansiedade quando recebemos uma carta do Ministério da Fazenda sobre um exame na nossa declaração do imposto de renda. Em tais situações, estamos sendo *controlados*, sem possibilidade de escolha, pelo estímulo do tio Joe, pelo noticiário, pelo volume e tom de voz da pessoa que gritou conosco ou pelo Ministério da Fazenda.

Nesses momentos, o melhor a fazer é *quebrar a relação de causa e efeito*, isto é, anular o controle que o estímulo exerce sobre nós. A partir do momento em que a relação de causa e efeito tenha sido eliminada, pode-se usar, se necessário, o procedimento de seleção "Durante" como forma de retomar o controle sobre as emoções. A eliminação da relação de causa e efeito tem a utilidade dupla de nos liberar da influência da situação o suficiente para enfraquecer as emoções desagradáveis e inadequadas que vínhamos sentindo e nos dar a oportunidade de organizar nossos recursos perceptivos e comportamentais de forma a voltar à situação da maneira como acharmos melhor.

Existem três maneiras de anular o efeito controlador de um estímulo, e todas elas têm como objetivo livrar de alguma forma a pessoa do ambiente onde se encontra. A primeira maneira é uma mudança de perspectiva, desligando-se da situação atual. Isso pode ser feito observando-se a situação de um ponto de vista do futuro — de forma a olhar para o que já aconteceu — ou retirando-se visualmente da situação, passando a vê-la do ponto de vista de um observador desligado dela, como alguém que estivesse assistindo a um programa de televisão.

A segunda maneira é desviar a atenção para outro estímulo. Por exemplo, no caso de uma palestra maçante, a pessoa poderia desviar sua atenção para uma pessoa atraente ou algo que fosse estranho o bastante para suscitar sua curiosidade — ou seja, qualquer estímulo suficientemente forte para eliciar uma emoção diferente. Outra forma de anular a relação de causa e efeito consiste em fazer perguntas que nos levem a processar informação. Se, no momento em que nos sentimos sobrecarregados por uma emoção, começarmos a fazer perguntas pertinentes à solução do problema, normalmente conseguimos nos abstrair dos efeitos do estímulo. Por exemplo, a fim de anular os efeitos devastadores do racismo do tio Joe, as perguntas poderiam ser: "Como ele começou a pensar dessa maneira?" Ou: "Como eu comecei a pensar da maneira como penso?" Ou ainda: "O que eu poderia fazer para mudar o que ele está fazendo?"

A terceira maneira é abandonar fisicamente a situação. Se o estímulo está impedindo-o de escolher a maneira como se sente, não há por que fortalecê-lo ainda mais. Há uma grande diferença entre *fugir de algo* e *abandonar algo*. Pode ser necessário ter de abandonar o estímulo a fim de recuperar a capacidade de escolher suas emoções. No capítulo 7 há o exemplo de Leslie, que achou necessário sair de um restaurante para poder pensar no que desejava para si mesma, em termos emocionais, e poder ter acesso a essas emoções. Quando achou que tinha recuperado a capacidade de escolher suas emoções, ela pôde voltar ao restaurante, desta vez segundo sua própria escolha emocional. A seguir, damos alguns exemplos de procedimentos para abandonar situações opressoras e entorpecedoras.

☐ A voz irascível e queixosa de alguém que está irritando e tirando o seu bom humor.
 — Passe a prestar atenção nas outras pessoas presentes.
 — Tente descobrir que padrões de tensão muscular causam um tom de voz tão horroroso.
 — Imite o tom de voz.
 — Finja que o tom de voz pode ser causado por uma doença fatal.
 — Saia do recinto.
 — Fale mais alto do que a pessoa.

☐ Você está passando uns dias com um amigo, cujo apartamento é uma verdadeira bagunça, causando-lhe nojo e mal-estar.
 — Limpe o apartamento.
 — Crie uma pequena área limpa, que seja só sua.
 — Vá embora.
 — Apague as luzes.
 — Encare a bagunça como uma obra de arte proposital.
 — Tente imaginar os acontecimentos que levaram à criação de cada uma das camadas de sujeira.

☐ Você está sendo ignorado por um grupo, o que faz sentir-se humilhado e ressentido.
 — Saia do recinto.
 — Faça uma cena.
 — Cochiche no ouvido de outra pessoa.
 — Curta ser invisível, e observe o comportamento interessante de algumas pessoas.
 — Ouça a conversa dos outros e pense numa forma de usar essa informação posteriormente.
 — Leve alguém para um canto e comece a conversar com ele.

Oferecemos esses exemplos para estimular seu raciocínio sobre a gama de possibilidades que lhe são oferecidas apenas com a interrupção de uma situação que o está forçando a reagir de maneira inadequada e sem recursos. Vale a pena selecionar vários exemplos recentes de momentos em que se sentiu oprimido por uma situação, fazendo com que se sentisse e se comportasse de uma maneira desagradável. Depois, crie uma lista do que poderia ter feito naquele momento para sair daquela situação. Assim que estiver familiarizado com o processo de gerar alternativas, use o procedimento seguinte da próxima vez em que se encontrar numa situação emocionalmente opressora.

1. Identificar a causa da emoção desagradável ou inadequada.

2. Escolher uma maneira de anular o efeito seja (a) mudando sua perspectiva, passando a olhar a situação a partir do futuro, ou como se fosse outra pessoa, ou (b) passando a prestar atenção em outro estímulo, ou (c) saindo literalmente do local onde se encontra.

3. Retire-se da situação da maneira mais conveniente. Se ainda se sentir oprimido, volte à etapa 2 e selecione outra maneira, talvez um pouco mais vigorosa, para anular a relação de causa e efeito.

4. Se desejar, depois de haver anulado o efeito do estímulo, recorra ao procedimento "Durante" e a outras abordagens de acesso.

Talvez o alívio de abandonar a causa da situação seja o suficiente para que você se sinta satisfeito. Neste caso, as três etapas são amplamente suficientes. Porém, antes de passar a outros pontos, pense na possibilidade de querer estar numa situação parecida, sem se deixar atrapalhar por ela. Neste caso, talvez seja interessante fazer o procedimento "Durante" para mudar sua reação emocional para a situação atual, ou o procedimento "Após", para modificar sua reação emocional àquela situação, da próxima vez em que se encontrar nela. Quer decida utilizar qualquer um dos procedimentos ou apenas anular o efeito da relação de causa e efeito e ir adiante, o importante é fazer com que a situação fique sob o seu controle, em vez de deixar que ela assuma o controle.

Como remodelar as emoções

Ao introduzirmos as referências temporais no capítulo 5, comentamos a respeito de Stephen, cujo filho pequeno levou-o à beira de um ataque de nervos com suas interrupções incessantes. Porém, no momento em que ia explodir, "a imaginação de Stephen imediatamente pulou para o futuro, onde viu seu filho crescido, agindo de maneira rude e sentindo-se isolado de todos e infeliz. A conversa que estava tendo perdeu logo sua importância. A chama dos olhos de Stephen passou a ser um brilho. Ele se ajoelhou ao lado do filho e começou a lhe explicar o que significava ser rude e o que deveria fazer para evitar essa atitude". Mesmo sem pretendê-lo, Stephen modificou seu estado emocional de maneira muito sofisticada, fazendo uma mudança primordial e passando para uma referência temporal futura. No momento em que mudou esse componente de referência temporal, sua emoção passou da impaciência para a paciência.

Também no capítulo 5, contamos a história de Frances e sua discussão com o banco. Ela não conseguiu fazer com que o banco retificasse seu erro e sentiu-se insatisfeita consigo. Mas, quando uma amiga insistiu em que achasse *algo* que tivesse sido em seu favor, Frances lembrou-se de que "mesmo assustada, eu disse a eles 'Vocês ainda vão ter notícias minhas' e sai". Assim que reconheceu seu pequeno sucesso, Frances ficou satisfeita.

Como Frances, a maioria das pessoas sente-se insatisfeita porque nem sempre as coisas acontecem como deseja. Para ficar satisfeita, Frances teve de voltar sua atenção para o que *havia feito* para satisfazer suas expectativas. Ela foi incapaz de fazer isso até que começou a decompor o incidente em segmentos cada vez menores (segmentando para baixo), até chegar aos comportamentos/resultados que *obteve* de uma forma satisfatória para ela.

Às vezes, é necessário ter acesso separadamente aos componentes de uma emoção, como fizeram Stephen e Frances, em vez de ter acesso a ela como um todo, como no caso dos procedimentos da "Recuperação" e da "Auto-ancoragem". Talvez a pessoa esteja tão presa a um estado emocional, que é impossível passar daí para o estado emocional desejado. Convém ter várias maneiras de mudar a experiência emocional, e uma das melhores abordagens consiste em modificar os sentimentos alterando as percepções a nível de componente.

Remodelar uma emoção para uma que seja mais adequada implica antes de mais nada tornar-se consciente dos componentes significativos na criação de uma emoção. Uma das maneiras mais fáceis de identificar os componentes de uma emoção é perguntar e responder à seguinte pergunta: "Como eu saberia que estou sentindo esta emoção?" A partir do momento em que se conhecer seus componentes, pode-se começar a tentar mudá-los. A partir dos exemplos dados nos capítulos anteriores, você já sabe que os componentes subjacentes de uma emoção específica formam um conjunto próprio de percepções que se afetam mutuamente. Ao mudar um desses componentes, os sentimentos automaticamente mudarão. Além disso, as mudanças em alguns desses componentes terão um efeito mais profundo na mudança de uma emoção específica do que as mudanças operadas em outros componentes.

Não estamos sugerindo que modifique um aspecto da sua experiência interna simplesmente para transformar sua emoção em "outra coisa qualquer". Com certeza, você tem uma idéia do que gostaria de estar sentindo no lugar daquilo que o está chateando. Aonde deseja chegar com o seu estado emocional deve ser a medida para definir a qualidade da sua experiência à medida que a modifica. Ao fazer um ajuste em suas percepções, leve em consideração a seguinte pergunta: "É isso que gostaria de estar sentindo, e, se não for, que qualidades ainda estão faltando?" Saber aonde se quer chegar emocionalmente falando torna possível ajustar as percepções até atingir a emoção desejada.

Por exemplo, suponhamos que esteja impaciente e queira se sentir paciente. Ao tomar conhecimento de sua experiência, notará que seu ritmo está rápido demais. Você também se dá conta de que seu objetivo está num futuro bastante imediato e de que a modalidade é de necessidade ("Tenho de conseguir aquilo!"). De maneira experimental, você começa por reduzir seu ritmo. Isso modifica o estado emocional, mas não da maneira como deseja. Pois, agora, é necessário atingir seu objetivo, com um ritmo mais lento, o que o faz sentir-se incapaz. Portanto, você retoma sua tentativa, desta vez colocando seu objetivo num ponto mais afastado do futuro. Essa mudança, combinada com o ritmo mais lento, leva-o a sentir-se paciente.

Na realidade, pode-se sentir qualquer emoção cujo conjunto de componentes possa ser descrito. Talvez essa abordagem de acesso ao emocional possa parecer mais sofisticada e desafiadora, mas após algumas tentativas ela se torna bastante fácil. O valor desse método vai além de se conseguir sentir as emoções específicas, pois ele também fornece orientação e maiores informações que tornarão a experiência atual da pessoa e a reação emocional dos outros uma fonte constante de novos conhecimentos referentes à estrutura da experiência humana. E acompanhando esse conhecimento virão um nível de escolha e uma gama de experiências emocionais que não seriam possíveis sem ele.

Os exemplos a seguir, que lhe darão uma boa idéia do processo de remodelagem de emoções, são bastante simples. Em outras palavras, as mudanças de componentes necessárias à remodelagem de uma emoção indesejada em uma mais adequada à situação são as que a maioria das pessoas precisa fazer para sentir a emoção em questão. À medida que ler cada um dos exemplos, procure experimentar cada componente descrito para descobrir como seus sentimentos se modificam. Se não sentir a emoção que o conjunto de componentes deve em princípio criar, examine o que está faltando e acrescente-o ao conjunto.

De inadequado para adequado

Você concordou em fazer uma apresentação, mas, ao descobrir que todos os outros membros do painel têm uma melhor preparação acadêmica do que a sua, passou a sentir-se inadequado. Muitas vezes, o componente mais significativo da criação de uma sensação de inadequação é o da comparação entre o que você tem ou pode fazer e o que outra pessoa tem ou pode fazer. Essa sensação pode ser mudada para uma de adequação se a pessoa se lembrar de suas próprias capacidades, demonstrações passadas de competência pessoal, e assim por diante, até que se sinta tão capaz quanto qualquer outra pessoa — ou, no caso do exemplo acima, de que é capaz de fazer parte do painel para o qual foi convidado.

De sobrecarregado para criativo responsável

Mesmo tendo sido uma tarefa bastante difícil, você conseguiu organizar a festa de aniversário de seu filho. Mas nota que chegou o dobro do número de crianças que estava esperando, sente-se sobrecarregado. Quando uma pessoa se sente sobrecarregada, seu ritmo é rápido, pois ela tenta executar o máximo de tarefas ao mesmo tempo, sem estabelecer prioridades. É possível criar um sentimento de responsabilidade criativa, fazendo três modificações. Primeiro, diminua seu ritmo e estabeleça prioridades e seqüências para as tarefas a serem realizadas. Assim, a tarefa esmagadora estará sendo segmentada para baixo para as várias tarefas menores que a compõem, de forma que você possa se concentrar apenas no que é necessário fazer em primeiro lugar. Em seguida, passa-se à tarefa seguinte — por exemplo, primeiro, distraia as crianças, depois, pense na quantidade adicional de comida necessária, peça a alguém que vá buscá-la etc. Em segundo lugar, ao critério de "fazer tudo o que for necessário" acrescente o de "se divertir". Ao mesmo tempo, modifique a modalidade de "Devo fazer/Tenho que fazer" para "Quero fazer/Posso fazer". A combinação dessas mudanças resultará no surgimento de idéias para atividades e brincadeiras — jogos ao ar livre, corridas e preparação de sanduíches — que sejam prazerosas para você e as crianças e ao mesmo tempo resolvam problemas do tipo falta de comida suficiente.

De ansioso para capaz

É sábado à noite e você está sentado à sua escrivaninha, morrendo de ansiedade porque na segunda-feira terá um exame final que poderá aumentar ou diminuir drasticamente sua média geral. Em geral, a ansiedade é gerada quando estamos olhando para um futuro que parece assustador e para o qual não nos sentimos preparados. Essa sensação pode ser modificada para uma sensação de competência, prestando atenção antes de mais nada ao que está acontecendo no presente, até nos sentirmos mais seguros. ("A casa está quentinha e confortável, tenho meus livros e fotografias prediletas perto de mim, tenho amigos, pessoas que gostam de mim.") Em seguida, deve-se adotar a modalidade de "ser possível" e passar a segmentar para baixo, pensando em diversas maneiras de se preparar para enfrentar o futuro potencialmente perigoso. ("Antes de mais nada, preciso reunir minhas anotações e refletir no que poderá cair na prova, passando a estudar aquela matéria e, se ainda sobrar tempo, estudar o resto da matéria que talvez caia na prova.")

Da decepção à frustração

Um funcionário em quem tinha depositado muitas esperanças e para quem tinha muitos planos o decepcionou, mostrando que é incapaz de satisfazer suas expectativas e concretizar seus planos. Quando queremos muito alguma coisa e não conseguimos obtê-la provavelmente ficamos decepcionados. O componente importante nesse caso é que a pessoa deixa de imaginar a *possibilidade* de conseguir o que deseja. Se colocarmos o que desejamos dentro de uma referência temporal contínua (por exemplo, se pensarmos que o funcionário *ainda* não deu tudo o que tinha de dar), pelo menos passamos a nos sentir frustrados. Trata-se de boa mudança, pois a frustração geralmente nos mantém dedicados a atingirmos nosso objetivo, como continuar a ensinar o funcionário para que um dia ele possa atingir o nível que achamos seja capaz. Se preferirmos passar da frustração para a expectativa, que é mais agradável, devemos identificar momentos no passado em que o funcionário foi capaz de aprender e fazer progressos. Usando esses exemplos para nos tranqüilizarmos, mantemos a referência temporal de futuro, porém a modalidade deixa de ser a de que "ele talvez mude", transformando-se em "ele vai mudar". Isso nos permite criar imagens do futuro sobre as quais vale a pena esperar. E ainda renova a sensação de entusiasmo e empolgação.

Da decepção à aceitação

Sua filha adolescente sai para cortar as pontas do cabelo e volta quatro horas depois com um corte "punk" e tingido de verde. Talvez você não queira ou não seja capaz de continuar a tentar atingir um objetivo que o decepcionou. Neste caso, talvez seja melhor passar da decepção à aceitação, liberando-se para tentar atingir outros objetivos. Isso pode ser feito colocando-se no futuro, de onde se olha para o passado, observando o que não conseguiu obter. Ao observar o resultado que não foi atingido, torne-o cada vez menor, menos e menos importante, até aceitá-lo completamente. Por exemplo, ao olhar para o corte de cabelo *punk* da filha adolescente do ponto de vista de daqui a dez anos, ele se transforma em um daqueles incidentes curiosos e engraçados da vida de uma adolescente.

Da depressão à autoconfiança

Você acha que nada do que faz, ou fez, tem valor, e quando pensa no futuro tudo o que vê são as mesmas coisas sem sentido... é tão deprimente. Quando nos sentimos deprimidos, tanto o passado quanto o presente e o futuro parecem ruins. Para sair da depressão é necessário identificar *alguma coisa* que seja melhor agora do que foi antes. Transfira essa pequena diferença para o futuro e descubra outra coisa que seja melhor atualmente e transfira-a também para o futuro, e assim por diante. Dessa forma, no final você conseguirá construir um futuro que dissipará a depressão, criando uma sensação de autoconfiança. Porém, a mudança da depressão para a autoconfiança não será imediata. O processo deve ser visto como a injeção constante de bolhas de ar em um objeto pesado para que ele possa ser retirado do fundo do mar.

Da esperança à responsabilidade

Você acaba de descobrir que seu filho de seis anos vem roubando pequenos objetos e espera sinceramente que ele abandone esse hábito nefasto. Quando queremos alguma coisa, mas seu direcionamento para o futuro é *passivo*, é possível que continue tendo esperanças de conseguir o que deseja, sem necessariamente fazer nada a esse respeito. Mas, se sentir responsável, passará a fazer algo para alcançar seu objetivo. Neste caso, sentir-se responsável pelo futuro de seu filho faria com que o ensinasse a respeitar a propriedade dos outros. É possível redirecionar-se para se sentir responsável alterando a atitude interna de "queria que isso acontecesse" para "eis o que deve ser feito" e "eu sou a pessoa que deve fazê-lo" (modalidade de necessidade), lembrando-se de outros objetivos parentais que conseguiu cumprir, de forma a poder gerar a atitude de "eu *posso* fazer o que deve ser feito" e a partir daí passar a examinar maneiras de atingir seu objetivo.

Do tédio à expectativa agradável

Você está fazendo uma longa viagem de automóvel por uma estrada pouco interessante e sente-se entediado. Quando estamos entediados, encontramo-nos no presente onde nada de interessante acontece. Essa sensação de tédio pode ser remodelada para uma expectativa agradável, focalizando sua atenção no futuro e fantasiando a respeito do que pode vir a acontecer. No caso de uma viagem de carro, você pode transportar-se, em pensamento, para as coisas agradáveis que o esperam quando chegar ao destino.

Da dor à aceitação

Você acabou de perder uma pessoa de quem gostava muito, cujo futuro partilhava, e está chorando a perda. Além da morte de uma pessoa querida, é possível sentir a perda de um emprego, de uma casa, de um sonho ou de um relacionamento. Na verdade, como normalmente associamos a dor à morte, muita gente deixa de reconhecer que está chorando a perda de outra coisa, como um relacionamento ou emprego. Quando choramos a perda de algo ou alguém, continuamos a comparar o que *não* se encontra no nosso presente com o que *poderia estar* presente e o que *não estará* no futuro com o que aquele futuro *poderia ter sido*. Para passar à aceitação, é necessário construir um futuro contínuo e próximo, a partir do que se tem no presente, feito com o que *estará* no futuro que será satisfatório, incluindo aquilo que a pessoa *vai estar fazendo* que será satisfatório e de que maneira *estará* fazendo aquilo. Dessa forma, a pessoa prestará atenção a *um* futuro, em vez de ficar comparando dois futuros, o do "o que será" com o do "o que poderia ter sido"

Da satisfação à empolgação

Sua filha de sete anos chega em casa com uma folha cheia de adições e subtrações que conseguiu resolver corretamente e você fica satisfeito com seu progresso. A satisfação é o que sentimos quando o que está acontecendo é aquilo que queríamos que acontecesse. A intensidade dessa emoção não é normalmente muito grande. Se estiver se sentindo satisfeito com uma situação que deveria causar um sentimento mais intenso (como no caso de sua filha conseguir fazer contas de adição e subtração), é possível aumentar a intensidade dessa sensação de satisfação — quem sabe, usando o que aconteceu como indício de um futuro de realizações, grandeza e satisfações para sua filha —, até sentir-se empolgado.

Refaça os exemplos que acabamos de dar, repita-os algumas vezes e verá que logo os assimilará como estratégias próprias que lhe darão novas escolhas emocionais em contextos que anteriormente eram problemáticos.

O próximo exercício lhe dará a oportunidade de vivenciar e experimentar a remodelagem de emoções pessoais.

1. Identifique uma emoção que esteja sentindo. (Por exemplo, "estou sentindo curiosidade".)

2. Identifique os componentes importantes da emoção, perguntando-se: "Como sei que estou sentindo *(a emoção)* em vez de outra emoção qualquer?" Isto é, se examinar a referência temporal, o ritmo, a modalidade, o grau de envolvimento, a intensidade, a comparação de simetria e assimetria, os critérios e a abrangência do segmento, o que parece importante na composição daquela emoção? (Por exemplo: "Quando estou curioso, consigo discriminar entre o que sei e o que me está sendo apresentado, estou voltado para o presente, estou bastante envolvido e o meu critério é o da 'compreensão'. A assimetria, o critério de compreensão e o envolvimento parecem muito importantes para mim".)

3. Modifique um dos componentes importantes de maneira qualitativa ou quantitativa. Se estiver voltado para o presente, passe a prestar atenção ao passado ou ao futuro. Se o ritmo for rápido, diminua-o. Se for lento, torne-o mais rápido. Se a modalidade for de necessidade ("Eu devo" ou "Eu tenho que"), transforme-a em possibilidade ("Eu posso" ou "Eu poderia"). Ou, ainda, mude-a de possibilidade para necessidade. Se o grau de envolvimento é ativo, faça-o tornar-se passivo, e vice-versa. Também é possível aumentar ou diminuir a intensidade do que se está sentindo. Se estiver prestando atenção à simetria, passe a prestar atenção à assimetria, ou então compare-as. O critério também pode ser modificado — isto é, aquilo que é importante naquela situação — para outro qualquer. Ou, ainda, o critério pode ser man-

tido, mas segmentado para cima ou para baixo, do ponto de vista em que o vê atualmente.

4. Observe como as emoções mudam como resultado das alterações feitas nos componentes de sua experiência. (Por exemplo: "Quando passo a prestar atenção ao que já sei, não me sinto mais curioso e sim *motivado* a fazer algo. Quando reduzo a intensidade, meu sentimento de curiosidade diminui para o do *interesse*, e quando aumento a intensidade fico *extremamente curioso*. Quando passo a me sentir passivo, sinto-me *interessado*".)

Achamos interessante repetir os exercícios indicados acima muitas vezes com o maior grupo de emoções e componentes que possa encontrar. O exercício pode parecer simples, porém proporciona um profundo conhecimento da estrutura da experiência subjetiva. Esse tipo de treinamento é de inestimável valor para que a pessoa passe a dar valor e conhecer os processos internos que geram suas emoções atuais. Na verdade, trata-se de um aspecto fundamental da verdadeira escolha emocional.

A seguir, damos uma dica útil para ajudar a sentir rapidamente uma emoção. Isso o ajudará a experimentar diferentes emoções para fazer o exercício indicado acima. A dica é uma pergunta, e já conseguimos modificar inúmeras vezes as emoções das pessoas simplesmente fazendo essa indagação. Fazemos essa pergunta sempre que desejamos sentir uma emoção específica ou quando queremos que outras pessoas sintam a emoção. A pergunta é a seguinte: "Como você sabe que está se sentindo ambicioso?" Para responder, a pessoa precisa sentir a emoção antes de fazer a avaliação necessária para descrever seus componentes. Essa pergunta pode ser feita a si próprio. Sempre que quiser sentir uma emoção específica, faça a pergunta: "Como saberia que estou me sentindo ambicioso?" (ou agradecido, determinado etc.). Ao começar a sentir a emoção, pode ancorá-la, se desejar.

A partir do momento em que adquiriu prática de modelar os componentes das emoções, você poderá usar o seguinte procedimento em quatro etapas para remodelar seus estados emocionais para que eles obedeçam aos seus desejos. As quatro etapas seguem os estágios que já examinamos nesta seção.

1. Conscientize-se dos componentes importantes subjacentes a uma emoção indesejada.

2. Modifique as qualidades desses componentes, um de cada vez.

3. Verifique se a mudança o leva a obter a emoção desejada.

4. Continue a modificar os componentes importantes da emoção indesejada até obter a emoção desejada.

Três pontos importantes devem ser levados em consideração na remodelagem das emoções. O primeiro diz respeito ao tamanho do salto emocional a ser dado. Se estamos cansados, a mudança para a energia ou a ambição pode ser um salto muito grande. Se o objetivo estiver muito distante, persiga-o por etapas, passando de uma emoção facilmente acessível à próxima. Por exemplo, a pessoa poderia passar do cansaço ao tédio, à impaciência, à motivação e daí à ambição. Observe como essas emoções estão mais próximas e acessíveis umas das outras do ponto de vista estrutural, permitindo passar de uma para outra com mais facilidade.

O segundo ponto diz respeito ao tempo compreendido na remodelagem de uma emoção. Durante a remodelagem, às vezes é necessário aplicar uma referência temporal aumentada aos seus progressos. Embora muitas vezes seja possível remodelar uma emoção em poucos segundos, outras mudanças emocionais podem levar horas ou dias — a depressão, por exemplo. Outras emoções, como o luto, podem levar semanas para serem mudadas. Pode levar algum tempo para construir imagens de um novo futuro satisfatório — no caso das mudanças necessárias à transformação do luto em aceitação.

O terceiro ponto é importante para todas as técnicas de acesso às emoções apresentadas neste capítulo. Possivelmente, você usará essas abordagens para obter a emoção desejada em um contexto específico. (Na maioria das vezes, não será preciso encontrar-se *na* situação para saber a melhor emoção para aquele momento e como conseguir senti-la.) É importante ter consciência de que somos capazes de nos sentir como desejamos sempre que quisermos. Esse processo é chamado de *ponte-ao-futuro*. A partir do momento em que temos acesso à emoção desejada, a ponte-ao-futuro nos permite inseri-la no contexto em que a necessitamos.

A ponte-ao-futuro é feita imaginando-se o mais claramente possível a situação em que você precisará dessa nova reação emocional. Imagine-se na situação *sentindo-se da maneira desejada* e sinta o que sentiria, veja o que veria e ouça o que ouviria em tal contexto. (Essa é também uma oportunidade excelente para criar uma âncora para a emoção que pode ser usada como reforço quando a pessoa estiver dentro do contexto em questão.) Além de fornecer uma última verificação de que a emoção obtida é a desejada para aquele contexto, a ponte-ao-futuro assegura que a pessoa poderá sentir a emoção sempre que necessário, de forma a não precisar repetir os procedimentos de seleção ou de acesso às emoções.*

---

* O livro de Leslie Cameron-Bandler *Soluções — antídotos práticos para problemas sexuais e de relacionamento* inclui uma discussão e vários exemplos do uso da ponte-ao-futuro.

O que temos agora

Poder escolher é mais do que simplesmente saber o que queremos, é mais do que escolher algo que vale a pena possuir. Todos nós já caminhamos pelos corredores da loja de brinquedos das emoções, querendo uma coisa, precisando de outra, para sair no final com as mãos abanando porque nos faltava o dinheiro necessário para obter o que queríamos. Ter escolha emocional significa selecionar direito *e ao mesmo tempo* ter como usar o que escolhemos.

Este capítulo apresentou meios eficazes de poder sentir ou passar a ter as emoções escolhidas. As abordagens incluíram a *Recuperação das emoções*, onde são usadas as maneiras naturais de sentir certas emoções; a *Auto-ancoragem*, em que criamos sinais que nos permitem sentir as emoções desejadas, quando queremos; *Como eliminar a relação de causa e efeito*, para alcançar nossos recursos emocionais, afastando-nos da situação emocionalmente opressora; e *Como remodelar as emoções*, onde conhecemos os componentes importantes de uma emoção desejada para poder alterar e equiparar nossas emoções.

Aprender a ter acesso a emoções tornará possível a seleção das mesmas — trata-se da realização da escolha. A capacidade de Colocação — isto é, a capacidade de direcionar, selecionar e sentir emoções — possibilita uma ampla gama de escolhas e muita eficiência para que a pessoa possa atingir seus objetivos a curto e longo prazos. Como muitas outras coisas que valem a pena ser feitas, é necessário certo tempo e energia para aprender a usar os procedimentos que descrevemos neste capítulo, mas trata-se de um investimento para um futuro de possibilidades emocionais e comportamentais cada vez maiores.

9 Como expressar as emoções

Quer o nosso amigo Barry se sentisse zangado, frustrado, confuso, cansado, ambicioso, desapontado, calmo ou satisfeito, seu comportamento era sempre o mesmo — ele se fechava em seu escritório e ficava batendo no teclado do computador enquanto olhava para a luzinha verde do monitor. Sua família, excluída por ele, ficava imaginando o que Barry estaria sentindo. Entre o cuidado e a preocupação, eles imaginavam o pior e o deixavam sozinho, na esperança de que o seu "terrível" mau humor passasse. Até que aprenderam a viver sem ele.

Quando Laura estava chateada, frustrada, confusa, cansada, desapontada, sentindo-se sozinha, com saudades ou ansiosa, ela chorava. A partir de certo momento, ninguém mais dava importância ao seu choro. As pessoas que conviviam com ela apenas suspiravam e diziam: 'Lá vai ela de novo. Daqui a pouco passa ', sem interromper seus afazeres.

Na maioria das vezes, as pessoas sabem o que está acontecendo conosco apenas observando o nosso comportamento. Sem dúvida, a partir dos exemplos extremos (porém, verdadeiros) dados acima, o que as pessoas "sabem" a respeito do que sentimos pode estar errado. As expressões comportamentais que Barry e Laura têm a seu dispor são tão limitadas e inadequadas que não é de surpreender que suas famílias e amigos sempre se enganem a respeito do que estão sentindo. Até certo ponto, todo mundo tem um problema de expressão emocional inadequada. Todos nós podemos citar exemplos de emoções que expressamos de maneira desajeitada, errada ou enganosa.

A capacidade de expressar emoções não precisa ser determinada à nossa revelia. Podemos escolher não apenas nossas emoções, mas expressá-las. A escolha da expressão das emoções aumenta a nossa eficiência para atingir objetivos desejados e nos comunicar, além de aprofundar o nosso autoconhecimento. É através da expressão das nossas emoções que nos manifestamos como seres humanos.

Nos três capítulos anteriores, demonstramos o que há por trás da Localização, que é a capacidade-chave da escolha emocional. Neste capítulo demonstraremos a segunda capacidade-chave, que é a da Expressão, com um procedimento que guiará o leitor através de uma seleção de comportamentos que expressem a emoção sentida de forma congruente com a pessoa que a está sentindo e de forma adequada às circunstâncias em que ela se encontra.

Em geral, as pessoas têm pouca flexibilidade para expressar o que sentem. Na maioria das vezes, é como se fôssemos forçados a expressar nossas emoções como sempre o fizemos, mesmo que o resultado tenha sido frustrante ou pouco eficaz. O procedimento demonstrado neste capítulo ajudará a aumentar o repertório de comportamentos expressivos. Além disso, pode-se reconhecer melhor o objetivo desejado de cada situação, como as emoções podem ajudar a reconhecer esse objetivo e como tornar possível sua concretização através da expressão adequada das emoções.

Expressar ou não expressar?

A maioria das pessoas parece colocar seu conceito de "ser", suas emoções e sua expressão comportamental numa mesma "caixa" conceptual:

EU = | *quem eu sou* | (conceito de ser)
| *o que sinto* | (emoções)
| *o que faço* | (expressão comportamental)

O caso é que, se colocamos as três facetas dentro de uma única caixa, quando uma das facetas está incongruente com as outras duas, a caixa passa a ser um local bastante apinhado e desconfortável. É o que acontece quando sentimos uma emoção que parece ser incongruente com o nosso conceito de "ser". Uma pessoa pode ter inveja do novo namorado da amiga, o que seria uma violação do seu ser, e conseqüentemente essa pessoa vai se considerar como uma "má" pessoa por sentir inveja. Então, a pessoa provavelmente fará o possível para não expressar essa emoção, pois, se os outros soubessem como se sente, estaria revelando sua "maldade" a todos.

Em nossa cultura parece haver um grupo de emoções consideradas erradas ou ruins de serem sentidas, muito menos expressas. Entre outras temos o tesão, a confusão, a irritação, a curiosidade (a respeito do que outras pessoas estão fazendo), a irresponsabilidade, a insolência e a inveja. E, é claro, todo mundo sente uma dessas emoções de vez em quando. Mas, quando isso acontece, sentimos que não devemos expressá-las. O próximo passo geralmente é o de considerar a emoção como prova de maldade, fraqueza, egoísmo, depravação ou infantilidade, causando muitas vezes um sentimento de vergonha na pessoa.

Martha, por exemplo, trabalha para um homem que tem padrões bem definidos e muito altos da realização de cada coisa, sem que lhe diga claramente que padrões são esses e que maneiras são essas de realizar o que ele quer. Isso faz com que Martha sinta-se confusa, com muitas dúvidas a respeito de suas tarefas no escritório. Uma parte do autoconceito de Martha é de que ela já deveria saber o que fazer; portanto esse sentimento de confusão só pode significar que ela é burra. Para não expor sua "burrice" ao patrão, Martha nunca lhe pergunta nada, o que faz com que mais uma vez ela execute o trabalho de maneira que seu chefe considera incompetente. Se Martha continuar assim, o trabalho dela deixará de ser confuso, para deixar de existir.

A verdadeira questão nesse caso é que Martha está usando suas emoções como prova da satisfação de seu autoconceito, em vez de usá-las como prova o seu comportamento. Uma das coisas mais impressionantes a respeito das emoções é que elas nos dão informações permanentes sobre o que está acontecendo conosco e devem ser vistas dessa maneira. Estar de mau humor e agir de forma mal-humorada, por exemplo, são duas coisas bem diferentes — como mostramos no capítulo 2, uma pessoa pode estar agindo de forma mal-humorada, sem estar se sentindo dessa maneira. A partir do momento em que encaramos as emoções como um fluxo de informações permanente sobre o que está acontecendo conosco, passamos imediatamente do assento do carona vivencial, onde na corrida emocional simplesmente vamos aonde somos levados, para o lugar do motorista, onde podemos tomar decisões a respeito do destino de nossa experiência.

Uma das primeiras decisões que podem ser tomadas desde o banco do motorista é a de expressar ou não uma emoção. Quando as pessoas decidem não expressar uma emoção, geralmente o fazem ou por não terem outra forma de expressá-la que seja adequada ao contexto, ou por acharem que sua forma de expressar a emoção seria incongruente com seu conceito de "ser". Talvez ela esteja apaixonada, mas a maneira como expressa esse sentimento pode ser considerada estúpida e grosseira por seu companheiro, e neste caso a pessoa decide que é melhor simplesmente nada demonstrar. Ou ela pode estar apaixonada, mas acha que a maneira de demonstrar esse sentimento nada tenha a ver com o que ela é ou como quer ser vista por seu companheiro. Em qualquer dos casos, é necessário uma certa flexibilidade na escolha de como expressar o que se está sentindo. Assim, a pessoa estará decidindo se quer ou não demonstrar uma emoção, baseando-se no que ela deseja e precisa fazer, e não no fato de a emoção ser "ruim" ou em sua capacidade de demonstrar bem essa emoção.

Existem diversos problemas ligados à falta de demonstração das emoções. O primeiro deles é que a pessoa não pode comunicar o que está sentindo aos que se encontram ao seu redor. Ela tem uma mensagem que permanece trancada dentro de si. Porém, como no caso do homem da máscara de ferro, estar trancafiado não elimina a necessidade e o desejo de se libertar. Por exemplo, muita gente permite que seus sentimentos de irritação fiquem recalcados por muito tempo. Não que a irritação simplesmente se evapore e desapareça. Muito pelo contrário, ela cresce até irromper como uma profunda raiva, que ela, sim, *será* expressa. As pessoas que assistem a esse tipo de explosão se perguntam de onde ela surgiu!

Um segundo problema proveniente do recalcamento das emoções é que, ao fazer isso, a pessoa está sonegando a si mesma a oportunidade de conseguir o que deseja. Nós nos sentimos irritados quando algo insignificante de que não gostamos acontece repetitivamente. Se não demonstrarmos nossa irritação, a pessoa que está fazendo aquilo que nos irrita não terá como saber que está nos chateando e não terá a oportunidade de modificar seu comportamento para eliminar a causa da nossa irritação. Da mesma maneira, quando estamos apaixonados, se não demonstrarmos o que sentimos à pessoa que amamos, talvez estejamos perdendo a oportunidade de descobrir que ela sente a mesma coisa ou gostaria de sentir a mesma coisa. (Ah, os pequenos benefícios da escolha emocional: "Então, meu bem, como saberia que *está* apaixonado por alguém?")

Essa mesma situação pode facilmente degenerar-se em sentimentos de ressentimento. Quando queremos algo das outras pessoas, como atenção, afeto, respeito, solidão ou apenas um tempo para se respirar, porém sem demonstrar que queremos isso, as pessoas à nossa volta não sabem o que estamos desejando e não fazem o que queremos que façam. Em geral, essa insatisfação gera ressentimento, mesmo que nunca tenhamos dito a ninguém o que desejamos. O ressentimento é quase sempre o resultado da não demonstração de uma emoção.

Em terceiro lugar, o fato de não demonstrarmos nossas emoções é ruim para a saúde. Todos já sentimos a tensão física gerada quando não conseguimos demonstrar algo que realmente queremos. Os livros e revistas de medicina, de psicologia e praticamente todas as pessoas têm exemplos do que estamos falando.

E, em quarto lugar, não há como as outras pessoas saberem quem somos, se não sabem o que estamos sentindo. Nossas emoções são um aspecto importante de quem somos. Quando as trancamos dentro de nós, negamos às nossas famílias, amigos e colegas a oportunidade de saberem e apreciarem a profundidade e extensão dos sentimentos que demonstram quem realmente *somos*.

Como vemos, existem inúmeras razões para demonstrar nossas emoções. Isso não quer dizer que devamos *sempre* demonstrar *todas* as nossas emoções. A primeira escolha é decidir demonstrar ou não uma emoção específica, pois haverá momentos em que a demonstração de certas emoções será inadequada, como, por exemplo, revelar alegria ao acompanharmos um enterro. Você pode achar o exemplo exagerado, mas esse tipo de atitude é justamente o padrão que gera problemas. Se pararmos para refletir que a pessoa falecida sofria de terríveis dores físicas e mentais, à medida que sua saúde foi se deteriorando, e que sua morte não apenas lhe trouxe alívio, mas também a oportunidade de estar com familiares e amigos já falecidos, de quem sentia muita falta, veremos que é possível estar alegre num funeral. Ainda assim, talvez a pessoa decida que não é adequado *demonstrar* essa alegria, e neste caso é melhor escolher e sentir emoções mais apropriadas, usando os procedimentos descritos nos dois capítulos anteriores.

Entretanto, pelas quatro razões que acabamos de enumerar, queremos incentivar todos a "não desistirem" até encontrarem uma maneira eficiente e congruente de demonstrar suas emoções. Talvez a pessoa tenha sentimentos que acha serem estranhos e decida escolher outra emoção, como descrito no capítulo 6. Em geral, porém, não há nada de errado ou inadequado a respeito daquilo que sentimos — apenas com a maneira como o demonstramos.

Como escolher o que demonstrar

Ser capaz de escolher como demonstrar emoções é uma capacidade que ajuda a atingir diversos objetivos. A possibilidade de ter uma extensa gama de emoções a demonstrar, uma nova flexibilidade em reagir a várias situações, uma maior eficácia para atingir os objetivos e uma satisfatória congruência entre as expressões comportamentais, as circunstâncias e seu autoconceito é inerente a uma mais ampla escolha sobre como demonstrar emoções.

O comportamento é a expressão natural das emoções que se está sentindo. Porém, por ser natural não significa que o comportamento específico manifestado quando estamos nos sentindo de uma certa maneira *seja* a forma como outras pessoas demonstram a mesma emoção e tampouco significa que não se possa aprender a demonstrá-la de outra maneira. Em sua maioria, as formas como demonstramos emoções agora foram *aprendidas*. Elas tornaram-se "naturais" porque são automáticas. Como exemplo do que é possível fazer, a seguir damos alguns casos de "antes e depois" de pessoas que utilizaram o Procedimento de Demonstração que descrevemos a seguir.

Afeto (com amigos)

Antes, a única maneira que o nosso assistente Phil tinha de expressar afeto era tocando fisicamente a outra pessoa (abraçando, apertando, beijando), o que incomodava alguns de seus amigos. Após ter aprendido o procedimento, Phil aumentou sua capacidade de demonstração, incluindo declarações verbais, pequenos presentes, passando a estender a mão às pessoas e a mandar poemas e artigos que poderiam interessar a seus amigos.

Raiva (com amigos e família)

Bill costumava expressar sua raiva falando alto e às vezes jogando no chão o que estava ao seu redor. Em seguida, passava a falar com sarcasmo cruel ou então se fechava como uma concha. As pessoas ficavam com medo e não conseguiam reagir a ele de maneira útil. Assim que Bill sentiu que tinha opções, passou a falar sobre o que sentia, suas razões por que estava se sentindo daquela forma e como achava que a situação podia ser resolvida, em vez de simplesmente explodir.

Solidariedade

Marlene não conseguia expressar a solidariedade que sentia com pessoas que estavam passando por um mau momento emocional, e ou bem evitava os amigos em dificuldades ou explodia em exageradas e vazias declarações. Mesmo as pessoas de quem gostava muito achavam que se tratava de uma pessoa fria. Ao optar por uma melhor forma de demonstrar o que sentia, ela agora oferece sua ajuda, caso a pessoa o deseje, informa-se sobre o que está acontecendo para descobrir de que forma pode ajudar melhor ou fica silenciosamente ao lado da pessoa amiga.

Satisfação

Fosse dando telefonemas, escrevendo cartas aos amigos ou conversando com um caixa de banco desconhecido, Donna expressava seus sentimentos de orgulho e satisfação pessoais fazendo grande alarde de seus sucessos. Chegou ao ponto em que seus amigos já não se interessavam tanto em saber em que ela havia sido bem-sucedida por último, passando a ter ressentimento de seu constante estardalhaço. Como queria manter o respeito e afeto de seus amigos, Donna procurou ajuda e aprendeu como fazer comemorações mais pessoais, quando tinha sido bem-sucedida em alguma coisa — indo ao cinema ou saindo de férias, dependendo de como se sentia em relação ao seu sucesso. Às vezes, ela inclui seus amigos nessas comemorações, transformando-as em divertimento de todos.

Ambição

Nosso colega Stephen costumava perseguir de maneira agressiva todos aqueles que pensava poderem ajudar em sua carreira, falando sem cessar de suas ambições e intenções. Até que finalmente ele se deu conta de que sua atitude era considerada importuna. Agora, Stephen demonstra seu sentimento de ambição completando projetos e iniciando outros, e sobretudo ouvindo o que as pessoas têm a dizer e fazendo perguntas sobre oportunidades — em outras palavras, reunindo informações. O resultado é que os outros passaram a achá-lo uma pessoa interessada, curiosa e de futuro.

Insatisfação

Sempre que nosso cliente Peter se sentia insatisfeito com alguma coisa, ele demonstrava esse sentimento queixando-se com os amigos, família e colegas. As pessoas já não desejavam mais ouvir suas queixas e nem mesmo ficar perto dele. Agora, ele fica calado até que possa fazer algo a respeito de sua insatisfação (em outras palavras, ele consegue escolher não demonstrar sua emoção). Ou bem ele solta uma piada sarcástica, que não seja às custas de outra pessoa, ou demonstra diretamente sua insatisfação e pede ajuda.

Prudência

Sempre que alguém lhe pedia ajuda, nossa amiga Katy se retraía e, quando a pessoa insistia, ela soltava uma bateria de perguntas agressivas. Os dias de luta ou fuga de Katy acabaram. Agora, ela consegue demonstrar prudência dizendo francamente que não está disposta a se comprometer e em seguida reúne informações que sirvam de base à sua prudência, levando-a a sentir-se mais segura.

Embaraço

Nosso amigo Steve costumava se fechar completamente quando se sentia embaraçado, mesmo diante de amigos. Se não pudesse deixar o local, passava a fingir que fazia parte do mobiliário. Ele agora diz: "Como isso é embaraçoso", e consegue encontrar algo que ele e seus amigos achem engraçado e alegre a atenção do grupo para outro assunto.

Talvez você não concorde com algumas das mudanças específicas que as pessoas nos exemplos acima fizeram. Talvez decida agir de outra maneira, pois é uma pessoa diferente, diante de circunstâncias específicas, e dotada de conceitos pessoais próprios. Entretanto, antes de mais nada, essas mudanças mostram que existem maneiras de revelar emoções que são mais congruentes com os objetivos e autoconceito de cada pessoa do que as que estão sendo usadas atualmente. E que a maneira como as emoções são demonstradas pode ser modificada.

As pessoas dos exemplos anteriores conseguiram escolher novas expressões emocionais mais úteis para si, a partir do procedimento que demonstraremos a seguir. Para facilitar a compreensão de cada uma das etapas, daremos um exemplo prático. Suponhamos que você seja pai de um adolescente que acaba de dar início à sua vida sexual. Ao descobrir o que está acontecendo, o pai tem uma explosão de raiva e briga com ele, dizendo que ele é novo demais para o sexo, que não sabe o que está fazendo, que poderá arruinar sua vida e a de outra pessoa, até que o filho, não agüentando mais, sai de casa, batendo a porta. Mesmo que os temores sejam justificados, fica claro que o pai não conseguiu causar o impacto que desejava, e decide mudar sua atitude nessa situação.

1. Identificar a emoção que vem sendo expressa de uma maneira pouco satisfatória. (Você está zangado, mas o que deseja demonstrar não é sua raiva e sim a preocupação de que seu filho possa arruinar a vida dele e a de outra pessoa.)

2. Identificar o que deseja atingir, ao expressar essa emoção. Por exemplo, deseja manter-se alerta e mobilizado? Suscitar reações por parte de outras pessoas e, se for o caso, que tipo de reação? Ou apenas demonstrar o que está sentindo? Deseja comportar-se de maneira congruente? (Em relação à vida sexual do filho, talvez a pessoa deseje suscitar nele um sentimento de responsabilidade e cuidado.)

3. Criar pelo menos cinco maneiras de expressar essa emoção. Para tanto, podem-se usar experiências anteriores e exemplos de comportamentos de outras pessoas, assim como criar novas possibilidades. (Você pode gritar com o filho; dar a ele livros sobre educação sexual; marcar um encontro com grupo de planejamento familiar; apresentá-lo a uma mãe adolescente que luta para criar seus filhos; fazê-lo freqüentar sessões de aconselhamento sobre a sexualidade e a gravidez de adolescentes; ou ter uma conversa séria com ele, explicando as conseqüências da atividade sexual, verificando se ele está percebendo o que você está dizendo.)

4. Para cada uma dessas possibilidades, passar um "filme" no qual você se observa sentindo e demonstrando a emoção adequada. Determine o tipo de expressão (ou expressões) mais útil em relação ao objetivo desejado. Se nenhuma das possibilidades parece útil ou adequada, volte à etapa anterior e crie outras possibilidades. (Digamos que decida que a "conversa séria" é melhor, com as opções extras de um encontro com um grupo de aconselhamento ou terapia familiar, se sentir que seu filho não está disposto ou não consegue entender as responsabilidades e conseqüências da atividade sexual.)

5. A partir da expressão (ou expressões) escolhida, reveja o filme mentalmente, aperfeiçoando seu comportamento e verificando se ele o levará a atingir o resultado desejado naquela situação. (Imagine-se conversando com seu filho e marcando um encontro com o grupo de planejamento familiar, sentindo que as duas opções valem a pena.)

6. "Entre" no filme, *sinta* a emoção e imagine o mais concretamente possível como será demonstrá-la daquela maneira. (Ao imaginar em primeiro lugar a conversa com seu filho e em seguida o encontro com o terapeuta de planejamento familiar, terá a possibilidade de descobrir uma forma de expressar sua preocupação em ambas as situações.)

7. Identificar uma situação futura em que gostaria de sentir a emoção. (Seu filho vai sair com uma namorada amanhã à noite e você sabe que, à medida que a noite for se aproximando, vai ficar cada vez mais preocupado.) Imagine-se dentro da situação, sentindo aquela emoção e expressando-a da maneira escolhida.

8. Repita a etapa 7 pelo menos em duas situações diferentes, fazendo os ajustes necessários de comportamento. Se notar que existem contextos em que sua nova forma de expressão não seja adequada, refaça a seqüência, começando na etapa 2, para cada contexto diferente.

As duas primeiras etapas desse procedimento são essenciais porque são os momentos em que a pessoa especifica a emoção que está sentindo e o objetivo desejado para aquela situação. É importante estar consciente da emoção e do resultado desejado, para poder escolher melhor uma forma de expressão congruente, tanto com o que se está sentindo como com o resultado que deseja atingir ao expressar o que sente. Tentar modificar o comportamento emocional sem saber o que se está sentindo é como viajar sem saber como e aonde se quer ir.

A pergunta "O que desejo nesta situação?" é uma etapa também muito importante, pois a resposta a essa pergunta indicará a informação necessária para as possíveis mudanças a serem feitas. Por exemplo, ao examinar seu constante sentimento de irritação em relação a outras pessoas, Doris descobriu que queria que elas comessem, se vestissem e criassem seus filhos da maneira "correta". Claro que era irritante ver que as pessoas não estavam agindo da maneira "certa" e, portanto, estavam fazendo tudo "errado". Quando Doris reconheceu que sempre ficava irritada com os outros, percebeu que não era a maneira como demonstrava sua irritação que precisava mudar e sim o sentimento de irritação em si, substituindo-o por algo como curiosidade ou aceitação.

Assim que soubermos onde estamos e para onde queremos ir, podemos começar a fazer o necessário para chegar lá. Essa é a função da terceira etapa do procedimento, na qual são geradas pelo menos cinco maneiras diferentes de demonstrar o que estamos sentindo. A base dessas possibilidades está em qualquer coisa que possa estimular a maneira como pensamos em relação à forma como as outras pessoas possam se expressar: nossas próprias experiências, as experiências dos outros, filmes, livros etc. Além disso, é possível (aliás, é o que devemos fazer) simplesmente especular sobre o que podemos fazer para expressar melhor nossos sentimentos na situação que nos preocupa.

O objetivo das etapas 4 e 5 é o de nos dar a possibilidade de testar a adequação da emoção escolhida. Às vezes, uma emoção que, fora do contexto, parece a mais apropriada, quando demonstrada dentro de uma situação específica, perde toda a sua força. Por exemplo, Barbara ficava ressentida com o marido sempre que ele expressava sua raiva de maneira infantil quando alguma coisa dava errado. Ela decidiu que a melhor maneira de demonstrar sua emoção seria rir dele. Barbara ficou satisfeita com sua decisão, até se imaginar tendo essa reação. Então, percebeu rapidamente que ele talvez ficasse tão chateado com seu riso que ficaria muito magoado e poderia até abandoná-la. Por isso, ela decidiu criar outras maneiras mais úteis de expressar seu ressentimento.

As etapas 6, 7 e 8 servem para fazer uma ponte-ao-futuro do comportamento escolhido, obrigando a pessoa a reviver várias vezes a situação, na qual deseja vivenciar a emoção escolhida, ancorando-a à situação, fazendo com que ela sinta, veja e ouça da maneira mais nítida possível o que vivenciaria quando se encontrasse realmente naquela situação, sentindo a emoção.

Sugerimos que esse procedimento seja experimentado antes que surja uma necessidade real. Seria muito difícil fazer as avaliações necessárias e ajustes de comportamento quando se está mergulhado na emoção e na situação que a provocou. Por mais surpreendente que pareça, em geral é mais fácil passar de uma emoção a outra do que mudar a maneira como demonstramos uma emoção.

O exemplo a seguir indica o uso e a facilidade do procedimento de EXPRESSÃO. Trata-se da transcrição de uma sessão com uma mulher de negócios que sempre explodia com seus subordinados, provocando um distanciamento entre eles.

Autores: Você disse que "explode" com outras pessoas, sobretudo com quem trabalha diretamente com você. O que sente quando isso acontece?
Arlene: Irritada. Irritada *de verdade*.
Autores: E por que não gosta da maneira como expressa sua irritação?
Arlene: Porque não é eficiente e também é pouco digna, digamos assim. Não é bom para ninguém.
Autores: O que gostaria que acontecesse ao demonstrar sua irritação?
Arlene: Quero colocar limites nas outras pessoas — mostrar-lhes como estão me irritando.
Autores: Quais seriam as outras cinco maneiras diferentes de expressar sua irritação? Não queremos que julgue ou censure os exemplos que vai dar. Seja apenas criativa.
Arlene: Posso me arrastar no chão, poderia rasgar papéis. Poderia... dizer imediatamente o que está me irritando no

	comportamento dessas pessoas. Poderia olhar de maneira penetrante. Já são quatro... Poderia suspirar profundamente, de maneira significativa.
Autores:	Tudo bem, agora examine cada uma delas separadamente e imagine-se demonstrando sua irritação de cada uma dessas maneiras e escolha a que acha mais útil para "educar" as pessoas. Qual delas é?
Arlene:	Na verdade, a única realmente útil é a de expressar o que está me irritando imediatamente, assim que começar a me sentir irritada.
Autores:	Ótimo. Vamos ser como isso funciona. Veja-se, como em um filme, no trabalho, sentindo-se irritada, mas desta vez dizendo imediatamente o que a está irritando. Você consegue atingir o objetivo que deseja?
Arlene:	Sem dúvida, parece-me uma atitude mais madura. Parece-me boa. E não é difícil.
Autores:	Continue "vendo" o filme e melhorando-o até que sirva para o que deseja e fique satisfeita.
Arlene:	Já consegui.
Autores:	Ótimo. Agora, entre no filme, sinta a emoção, no caso a irritação, na situação em questão, e imagine-se expressando da maneira como acha melhor. Entendeu?
Arlene:	Entendi.
Autores:	Agora pense numa situação em que venha a se sentir da mesma forma...
Arlene:	É fácil imaginar.
Autores:	... e imagine que está se sentindo irritada e demonstrando sua irritação da maneira como decidiu de agora em diante.
Arlene:	É muito melhor dessa forma. De verdade.
Autores:	Agora, imagine duas outras situações e refaça o processo. Entendeu?
Arlene:	Entendi.

O que Arlene "entendeu" foi uma nova maneira de se expressar quando se sentir irritada, uma maneira mais congruente com quem ela é e mais eficiente para poder atingir seu objetivo de educar as pessoas que trabalham com ela. Arlene adquiriu uma nova forma de se expressar, mas existem outras emoções que exigem várias maneiras de se expressar, dependendo da situação em que nos encontramos.

Bill, outro cliente, nos dá um exemplo desse tipo de situação onde são necessárias várias maneiras de se expressar. A única maneira que Bill tinha de demonstrar sua raiva era gritar, bater portas e jogar no chão as coisas que estavam perto dele, qualquer que fosse o lugar onde estivesse. O que ele queria era evitar ou desfazer algo que considerava injusto. Ao fazer o Procedimento de Expressão, ele percebeu que a forma de manifestação que adotava servia para uma única situação. No final, ele precisava criar cinco maneiras diferentes de expressar sua raiva em cinco contextos diferentes. Atualmente, em vez de gritar e bater portas quando está zangado, ele determina seu comportamento de acordo com o contexto.

Em um restaurante, onde foi extremamente mal servido, Bill vai embora no meio da refeição, de maneira delicada, porém ostensiva, explicando ao *maître*, ao garçom e ao gerente por que está indo embora.

Quando uma empreiteira estraga um dos imóveis de Bill sem assumir a responsabilidade, ele pede a seu advogado que entre imediatamente em contato por telefone e por carta, estabelecendo uma data limite para que os consertos sejam realizados, antes de acionar a justiça.

Quando descobre que seu filho ficou bebendo além da hora, Bill explica-lhe os perigos desse comportamento e o coloca de castigo até que ele possa demonstrar uma atitude mais responsável, reconquistando sua confiança.

Ao ver que sua esposa mais uma vez deixou uma de suas ferramentas prediletas fora da caixa (mesmo que ela se desculpe pelo que fez), ele explica de maneira firme o quanto as ferramentas são importantes para ele, o que pode acontecer se elas forem deixadas fora da caixa e que, se ela continuar a deixá-las assim, ele irá trancá-las e ela terá que comprar suas próprias ferramentas.

Ao descobrir um erro no extrato bancário da conta corrente da empresa, Bill imediatamente marca um horário com o funcionário responsável e pede que sejam enviadas cartas aos seus credores, reconhecendo que o erro partiu do banco.

No caso de Bill, cada um desses contextos era distinto, exigindo formas variadas de demonstração do seu desagrado. Ao usar o Procedimento de Expressão, ele se força a se concentrar no que deseja que aconteça em cada uma das situações, em vez de *naquilo* que aconteceu no passado. Essa característica do procedimento facilita descobrir e adotar maneiras de se expressar mais satisfatórias.

Incongruência

Existem situações em que a pessoa acha inadequado revelar suas emoções. Em outras palavras, o que ela está sentindo por dentro não é congruente com o que está demonstrando. Suponhamos que estamos numa estrada deserta e desconhecida em companhia de uma criança. Esta é uma situação que pode nos encher de insegurança. O bem-estar da criança está em nossas mãos e mesmo sentindo-nos pouco seguros é desnecessário assustá-la, expressando de maneira congruente a nossa insegurança. Assim, tentamos projetar um estado de calma e segurança, para ajudar a criança.

Como vemos, a maneira como demonstramos uma emoção e a decisão de demonstrá-la ou não são escolhas que podemos fazer melhor quando examinamos os objetivos mais importantes para uma situação em particular. Se alguém está apaixonado pela esposa de um amigo e não deseja pôr em risco a amizade dos dois, é melhor não demonstrar seus sentimentos. Ou, então, estamos num bar freqüentado por uma turma barra-pesada. Mesmo estando chateados e com raiva deles, a não ser que queiramos brigar, é melhor esconder nossos sentimentos.

Porém, chegamos à conclusão de que a incongruência deve ser usada como um sinal. É difícil esconder e deixar de demonstrar uma emoção. Por exemplo, no caso de alguém que está apaixonado pela esposa do amigo, sempre correrá o risco de inadvertidamente demonstrar seu sentimento. Além desse risco, sua capacidade de desfrutar e participar plenamente da companhia deles ficará prejudicada pelo fato de ter de constantemente fiscalizar a maneira como está se expressando. Portanto, quando a pessoa se encontrar com o casal amigo, estará numa situação muito menos agradável do que seria normalmente. Por todas essas razões, é melhor usar a necessidade de ser congruente como um sinal de que é preciso passar de uma a outra emoção.

Ao modificar a emoção sentida, a pessoa faz com que possa sentir-se congruente, tornando possível estar receptiva ao que está acontecendo ao seu redor. É melhor que a pessoa insegura que está acompanhando a criança realmente passe a se *sentir* segura, em vez de simplesmente fingir. Se a criança desconfiar de que o adulto que a acompanha está apenas fingindo confiança, ela poderá ficar ainda mais assustada do que se soubesse desde o início que a pessoa está amedrontada também. Além do mais, o esforço em se projetar uma segurança não somente atrapalhará a pessoa, como irá distraí-la, num momento em que é necessária toda a sua atenção para os possíveis perigos do caminho (que, aliás, foi o que causou a preocupação, antes de mais nada).

Da mesma maneira, o homem que está apaixonado pela esposa do amigo ficará muito mais feliz na presença do casal se, em vez de paixão, sentir afeto, amizade ou respeito por ela. Essas são emoções que podem ser expressas sem colocar em risco a amizade com o casal. O homem que está sendo insultado no bar se sentirá muito mais seguro se, em vez de demonstrar raiva ou desprezo, mudar sua atitude emocional para uma atitude mais tolerante ou distante — sendo essas emoções mais adequadas na situação em que ele se encontra.

Quando reconhecemos que estamos ou fomos incongruentes, chegou o momento de modificar a forma de ter acesso a uma emoção mais adequada (se soubermos qual seria essa emoção) ou utilizar o procedimento "Durante" ou "Depois" (se ainda não sabemos a melhor emoção nesse caso). A partir de então, a flexibilidade de expressão, ensinada através dos procedimentos apresentados neste capítulo, ajudará a pessoa a se expressar de uma forma mais satisfatória e eficiente.

O que temos agora

Agora temos um procedimento que nos ajudará a escolher uma forma de nos expressar emocionalmente falando. Através do uso desse procedimento, podemos gerar formas de expressão que vimos outras pessoas usarem ou realmente criarmos formas inteiramente diferentes das que utilizávamos anteriormente. Além disso, o procedimento faz com que as formas de expressão que escolhemos sejam realmente as que "combinam" com quem somos, sendo adequadas para os resultados que queremos atingir ao nos expressarmos em uma situação específica. Mas por que nos preocuparmos com tudo isso?

A única maneira pela qual alguém pode saber alguma coisa sobre outra pessoa é através da forma de expressão dessa pessoa. Isso vem desde o tempo em que éramos bebês e nossos pais decidiram que éramos dóceis porque éramos tão quietos ou felizes, porque estávamos sempre rindo, e assim por diante. E quando crescemos isso continua quando nossos amigos pensam que somos tímidos porque ficamos quietos nas festas, ou nos sentimos melhores do que os outros porque rimos quando alguém nos conta seus problemas. Mas talvez a verdade seja que nos sentimos desligados, em vez de tímidos, nas festas, ou ainda que fiquemos nervosos, em lugar de nos sentirmos superiores, quando alguém nos conta seus problemas. Will Rogers, que bancava o *cowboy* e interpretava o cotidiano americano para milhões de pessoas, costumava dizer: "Tudo o que sei li nos jornais". A única coisa que os outros sabem a nosso respeito é o que eles lêem nas nossas expressões emocionais.

A maioria das pessoas parte de um ponto de vista genético, no caso de expressões emocionais. Elas partem do princípio de que a forma como nos expressamos depende da forma causal de certas emoções e qualidades pessoais. Da mesma forma que as pessoas sabem que os olhos azuis de George vêm de dois genes recessivos, elas também "sabem" que quando ele sorri dos problemas de seus amigos é porque se sente superior. E se o próprio George aceitar a "genética" de suas emoções, mesmo que saiba que não está se expressando da melhor maneira para as outras pessoas, ele vai achar que nada pode fazer a esse respeito, a não ser dizer aos amigos que fica nervoso quando sorri, em vez de se sentir superior.

A expressão é a forma mais importante de comunicação. É a interface entre nós e o mundo que nos rodeia. Ela também pode ser uma interface entre nós e a nossa compreensão de nós mesmos. É fácil lembrar-se de momentos em que, por uma razão qualquer, nos surpreendemos agindo de uma certa maneira diferente ou incomum, mas também mais congruente com o que estávamos sentindo no momento. Para muitas pessoas, esses momentos acontecem quando estamos sozinhos e à vontade, para deixar de lado a máscara que em geral mantemos em público. Quer esses momentos de auto-expressão tenham sido ou não desagradáveis, com certeza foram reveladores, colocando-nos em contato com emoções que vínhamos negligenciando ou que não conhecíamos. Mesmo quando estamos sozinhos, poder escolher como demonstrar nossas emoções pode ser satisfatório por si só.

Ter escolha de como demonstrar as emoções pode nos ajudar a nos comunicar melhor como pessoas, não só aos outros, mas a nós mesmos. Que tipo de mundo teríamos se todos pudessem escolher uma forma de demonstrar suas emoções? Seria um mundo no qual todos reagiriam às necessidades e experiências verdadeiras, e não pressupostas, das pessoas ao seu redor. Diariamente, cada um de nós teria a gratificante experiência de ser *compreendido* pela família, amigos e colegas. Uma sociedade em que as verdadeiras necessidades e experiências de cada pessoa fossem claras seria uma sociedade em que as pessoas se sentiriam compreendidas, em vez de mal compreendidas, ligadas às outras, em vez de isoladas, e confiantes, em vez de temerosas, em expressar o que sentem.

10 Como utilizar as emoções

Os procedimentos demonstrados nos capítulos anteriores possibilitaram maior flexibilidade, congruência e eficiência, tornando nossa vida mais fácil e também mais satisfatória e compensadora. Porém, o que fazer com as emoções desagradáveis que ninguém deseja sentir, mas que surgem de vez em quando? Agora que temos os instrumentos necessários para exercer nossa escolha emocional, será que devemos usá-los para eliminar todas as emoções desagradáveis da nossa vida?

Solidão, culpa, medo, opressão, ansiedade, ciúme, frustração, decepção, raiva — a maioria das pessoas tenta evitar essas emoções, sente-se mal quando não consegue fazê-lo e fica perdida quando vivencia qualquer uma delas, desejando eliminá-las inteiramente de sua vida. Existe, porém, uma solução melhor do que praticar uma cirurgia emocional.

No capítulo 3 apresentamos a noção de que nossas emoções são como amigos dedicados, que chamam nossa atenção para uma situação importante. Talvez elas nos digam coisas desagradáveis, de uma maneira dura de se ouvir. Entretanto, seria bobagem ignorar o que esse nosso conselheiro emocional diz, da mesma forma que o seria amputar nossas pernas doloridas após uma longa caminhada, ou cortar o nosso nariz se ele estivesse ardendo depois de um dia inteiro exposto ao sol.

Mesmo que pareça desagradável, terrível ou dolorosa, vale a pena sentir uma emoção como *um sinal*. Como vimos no capítulo 3, aquilo que esse sinal emocional está tentando nos dizer é chamado *atributo funcional* da emoção. Mesmo as emoções mais desagradáveis têm atributos funcionais e podem ser úteis se reagirmos a eles como sendo sinais importantes das nossas necessidades.

O uso das nossas emoções é a terceira habilidade principal para a escolha emocional, e o núcleo do uso das emoções é o atributo funcional. Assim que o atributo funcional de uma emoção é especificado, ele imediatamente transforma aquela emoção em um sentimento que vale a pena ser vivenciado e utilizado. Em outras palavras, vale a pena sentir culpa, arrependimento ou frustração — isto é, vale a pena saber quando cometemos um erro, violamos nossos padrões de conduta ou estamos lutando para atingir nossos objetivos — a partir do momento em que a conscientização desses sentimentos sirva como ímpeto para se conseguir ter a reação apropriada naquele momento.

Porém, em geral, essas emoções são sentidas e expressadas, mas não reagimos a elas. Não há por que nos arrependermos de algo que fizemos, a não ser que isso nos ajude a modificar o nosso comportamento dali por diante. E não há por que nos sentirmos frustrados a não ser que esse sentimento de frustração nos ajude a fazer um esforço criativo para atingir nosso objetivo. O atributo funcional de uma emoção desagradável *especifica o que precisamos fazer para reagir de maneira adequada àquela emoção.*

Como já tivemos a oportunidade de demonstrar de várias maneiras neste livro, emoções como arrependimento, culpa, apreensão, opressão, ciúme e raiva valem a pena ser sentidas, se bem utilizadas. Na verdade, como já dissemos anteriormente, a pessoa que não as sentir estará numa posição de grande desvantagem. Uma pessoa que nunca sinta arrependimento jamais saberá que há algo que poderia e deveria ter feito de maneira diferente. Sem receber o sinal enviado pela emoção, essa pessoa perderia a oportunidade de mudar a maneira de lidar com a mesma situação, da próxima vez que ela surgisse em sua vida. Sem o sinal do sentimento de culpa, a pessoa não poderia saber que violou um dos seus padrões de comportamento e provavelmente o violaria de outra vez. Viver sem qualquer sentimento de apreensão faria com que invadíssemos o espaço vital de outras pessoas — ou nos metêssemos em situações perigosas. Se nunca nos sentíssemos oprimidos pelo trabalho poderíamos perder nosso tempo com trabalhos de menor importância. A incapacidade de sentir ciúmes poderia fazer com que uma pessoa só tivesse relacionamentos que fossem pouco importantes e facilmente substituíveis. E alguém que nunca sentiu raiva na vida poderia ser facilmente confundido com um capacho. Sem dúvida, quando vistas sob o ponto de vista do valor dos sinais que enviam, mesmo as emoções mais desagradáveis ganham um brilho que as torna valiosas para nós.

A corrente geradora

A maneira mais eficiente de transformar emoções desagradáveis em ímpetos valiosos para estabelecermos objetivos e iniciarmos comportamentos úteis é a *corrente geradora*. Ela foi a primeira técnica que desenvolvemos ao procurarmos soluções que nos liberassem dos efeitos de emoções consideradas debilitantes — sobretudo aquelas que estávamos sempre sentindo. A corrente geradora utiliza o atributo funcional de uma emoção para estabelecer um objetivo e em seguida "encadeia" a emoção inicial a outras emoções para levar a pessoa a um estado de recursos adequado.

Chamamos a esse processo "encadeamento", pois o resultado é muito parecido ao de uma corrente, com os elos sendo as emoções. Cria-se uma seqüência de emoções que — a partir do momento em que é iniciada pelo "disparo" de uma emoção desagradável — passa a funcionar de maneira automática e seqüencial. Essa seqüência de emoções existe naturalmente em todas as pessoas — mesmo que não seja usada a serviço de objetivos positivos.

Em um exemplo típico de seqüência negativa, uma pessoa começa por se sentir sobrecarregada, o que a leva a se sentir incapaz, em seguida desesperançada e finalmente deprimida. Através dessa cadeia, a pessoa pode passar de uma sensação de impotência à depressão, em poucos minutos. Podemos passar de uma sensação de vulnerabilidade à ansiedade, ao medo e daí a um medo paralisador, ou ainda da impaciência à frustração, à raiva, para uma sensação de cólera. Outra cadeia muito comum leva a pessoa de um sentimento de ciúmes ao da raiva, e a sensação de rejeição também faz com que muitas pessoas sintam-se incapazes ou raivosas. Essas cadeias que levam de uma emoção a outra ocorrem como resultado direto da maneira como a pessoa está pensando, como podemos observar no exemplo a seguir.

Sheila é o exemplo típico da mulher moderna. Ela estabeleceu inúmeros objetivos para si — cuidar da saúde das crianças, seguir a evolução delas na escola, cumprir compromissos sociais, fazer ginástica, organizar sua vida financeira etc. Sheila encara todos esses objetivos como necessidades, em vez de desejos pessoais. E ela os vê todos à sua frente, como uma grande massa, que *precisam ser atingidos imediatamente*. É claro que ela só pode sentir-se sobrecarregada.

O fato de achar que todos os objetivos precisam ser alcançados e que ela não está conseguindo atingi-los todos *agora* é usado por Sheila como prova de que é incapaz. E daí ela se sente incapaz. Pois, se fosse uma pessoa capaz, conseguiria fazer tudo o que precisa ser feito. Sheila ainda confirma seu diagnóstico observando as pessoas ao seu redor que (aos seus olhos) conseguem atingir seus objetivos e ainda têm tempo para exercer outras atividades.

É claro que ela sabe que, por ser uma pessoa incapaz, a situação é sem esperança. Ao olhar para o futuro, não vê como conseguir mudar e se sente desesperançada em relação à situação e a si mesma.

Através das lentes sombrias da falta de esperança, o mundo parece triste. O passado foi horrível e o futuro será igual — Sheila tem a sensação de ver o mundo do fundo de um poço numa noite escura e cheia de nuvens. A partir desse ponto, é fácil entrar em depressão.

O que leva Sheila de um ponto dessa cadeia emocional a outro é um feixe de percepções e associações — sua maneira de pensar a respeito de tudo. A partir do momento em que essa cadeia de pensamentos, emoções e comportamentos tenha sido forjada, ela tende a funcionar de maneira consistente e obrigatória.

Embora criem com freqüência uma sensação desagradável e incapacitadora, a natureza consistente e mobilizadora dessas cadeias pode ser usada de maneira vantajosa e agradável, quando bem orientada. Essa orientação é em direção a objetivos que valham a pena, em vez de objetivos que sejam paralisadores e incapacitadores.

Vamos imaginar que, em vez de usar o seu sentimento de opressão como demonstração de sua falta de capacidade, Sheila reaja a essa sensação como um sinal de que está com mais objetivos do que pode cumprir no tempo de que dispõe. Em outras palavras, a sensação de opressão significa que ela precisa reavaliar o que está fazendo e estabelecer novos objetivos.

Como Sheila sente um misto de respeito e gratidão pelo valioso sinal emocional que está recebendo, ela passa a diminuir seu ritmo de trabalho e observa seus objetivos. Examinando a situação em que se encontra com curiosidade, ela percebe que alguns dos objetivos que estabeleceu para si mesma podem ser interessantes, porém não necessários, e, dadas as obrigações do tempo de que dispõe, podem ser abandonados por enquanto. Com os objetivos que sobram, ela estabelece prioridades, de acordo com a importância de cada um deles, o momento em que poderão ser levados a cabo, e assim por diante.

Em seguida, Sheila passa a rememorar ocasiões em que conseguiu atingir seus objetivos de maneira eficiente. Houve ocasiões em que ela tinha de entregar trabalhos por escrito em todos os cursos que freqüentava na faculdade. Ela conseguiu fazer todos os trabalhos de maneira eficaz. Em outra ocasião cuidou de um de seus filhos depois de um grave acidente, ao mesmo tempo em que iniciava um novo trabalho e ajudava seu marido a se reconciliar com o irmão. Suas lembranças de ser capaz de levar a cabo seus objetivos ajudaram-na a se sentir segura em relação a suas capacidades. Ao rememorar esses exemplos de capacidade, Sheila percebe que, quando suas prioridades estão bem estabelecidas, ela consegue fazer tudo a que se propõe.

Ao se imaginar no futuro, conseguindo atingir os objetivos que estabeleceu, Sheila começa a sentir confiança em sua capacidade de finalmente atingi-los.

O que Sheila acabou de fazer foi retomar todas as etapas de uma cadeia geradora. Ela passou da sensação de opressão à de respeito/gratidão, depois à de curiosidade, da curiosidade à segurança, e daí à sensação de auto-confiança. A seqüência pode parecer longa e complicada, mas não é mais complicada do que a que leva uma pessoa da opressão à depressão. A dificuldade desta (ou de qualquer outra) cadeia depende do grau de familiaridade da pessoa com o desenvolvimento inerente à cadeia em questão. Os resultados valem a pena o esforço de se familiarizar com essas poderosas seqüências.

A cadeia geradora guia nossa atenção através de um caminho satisfatório e eficiente, em vez de nos deixar perdidos pelo meio do caminho. A jornada de Sheila através desse procedimento levou-a a passar por uma cadeia de emoções criada sempre que o procedimento é posto em prática, começando com o que ela achou desagradável e debilitante (neste caso, opressor), levando-a a um sentimento de respeito/gratidão, em seguida ao de curiosidade, depois ao de tranqüilidade e finalmente ao de confiança. Cada um dos elos da corrente é uma manifestação do tipo de pensamento, e por ele reforçada, necessário a cada uma dessas etapas emocionais.

O reconhecimento do atributo funcional possibilita que a pessoa se reoriente em direção a um objetivo útil e reaja à emoção indesejável que está sentindo no momento. Sabendo que a sensação de vulnerabilidade é um sinal de que é necessário fazer algo para que cuidemos de nós mesmos cria o seguinte objetivo: *Faça algo para cuidar de si mesma*. Qualquer emoção que chame nossa atenção para o fato de que tenhamos de tomar conta de nós (como a vulnerabilidade, por exemplo), de que é necessário achar outra opção (quando nos sentimos sem saída), ou ainda que precisamos reavaliar nossas prioridades e estabelecer novos objetivos (quando nos sentimos sobrecarregados) etc., vale a pena ser respeitada e valorizada.

Pode parecer estranho sentir respeito e gratidão por sentimentos de vulnerabilidade, confusão ou opressão. Porém, devemos nos lembrar de que as pessoas que se recuperam de suas doenças são aquelas que reagem aos sintomas como sinais (de informação, ou *feedback*), a respeito do que está acontecendo com elas e o que devem fazer a esse respeito. Com certeza, essas pessoas não gostam dos sintomas, mas são gratas pelo que eles significam, e prestam atenção ao que significam, pois esses sinais fazem-nas reagir de maneira adequada, em vez de simplesmente ficarem detestando-os por causa do desconforto causado por eles. Da mesma forma, as emoções desagradáveis são "sintomas" vivenciais do que está errado com a maneira como estamos lidando com a nossa vida.

Ao pinçar o tema principal do atributo funcional da emoção a corrente geradora nos leva através de uma seqüência que nos torna curiosos a respeito do que deve ser feito em relação ao atributo funcional; lembramo-nos de experiências positivas de já termos agido de maneira correta em outros contextos e nos imaginamos no futuro fazendo o que deve ser feito.

A corrente geradora é planejada para colocar à disposição da pessoa a melhor maneira de usar a emoção enfraquecedora que ela vem sentindo, dando-lhe também acesso aos recursos e percepções de que já dispõe em sua vida pessoal. A corrente geradora nos ajuda a reagir às nossas necessidades atuais e a ter acesso a nossos recursos pessoais anteriores, levando-nos em direção a um futuro mais satisfatório.

A seguir, damos exemplos de dez correntes geradoras de emoções que podem ser particularmente perniciosas. Podem ser lidas uma a uma, ou apenas aquela que nos interessa. Os exemplos revelam o funcionamento de cada corrente geradora e como ela deve ser usada. Por exemplo, pode-se usar uma das correntes para nos levar de uma sensação de paralisia à de confiança e objetividade. Para conveniência de nossos leitores, no final deste livro, na seção "Procedimentos", incluímos cada um dos procedimentos das correntes geradoras, com cada etapa numerada separadamente. É necessário lembrar, porém, que para formar uma cadeia geradora deve-se não apenas lê-la, é preciso ir até o final do procedimento. Cada vez que isso é feito, a corrente ficará mais forte, de forma a nos levar à direção desejada, sempre que nossas emoções nos fizerem saber que precisamos desse tipo de ajuda.

Arrependimento

John, um dos professores dos nossos cursos de treinamento, quase sempre levava sua raiva e frustração do trabalho para sua noiva, em casa. Cada vez que a usava como um saco de pancadas emocional, imediatamente se arrependia de seu comportamento. Isso a chateava, arruinava a noite que pretendiam passar juntos e criava uma tensão desnecessária no relacionamento deles. Ainda assim, praticamente não se passava uma semana sem que ele tivesse um dia ruim no escritório e mais uma vez se surpreendesse fitando os olhos cheios de lágrimas da noiva ao brigar com ela por uma bobagem qualquer.

Ao aprender a cadeia geradora em caso de arrependimento, John colocou em prática cada uma de suas etapas. Começou lembrando-se de seu sentimento de arrependimento da última vez que chegara em casa e brigara com a noiva. Com respeito ao valioso sinal emocional que estava recebendo, ele pôde perceber que *seu sentimento de arrependimento estava mostrando que precisava fazer algo para não repetir esse comportamento negativo no futuro.* Com curiosidade, John passou a refletir sobre o que faria de diferente, que seria mais parecido com o tipo de interação que desejava ter com sua noiva. Percebendo que estava deslocando sua raiva, ao brigar com ela, John decidiu que poderiam ter um relacionamento bem melhor se ele lhe contasse que estava zangado com o que tinha acontecido no escritório e lhe dissesse que gostaria de conversar com ela a esse respeito. Com essa atitude, ambos sentiriam que estavam fazendo algo de positivo a respeito de seu relacionamento, e ele poderia se acalmar e ouvir o que sua noiva tinha a dizer e a lhe perguntar, em vez de simplesmente brigar com ela.

Satisfeito com seus planos, John lembrou-se de ocasiões em que havia contado como se sentia a outras pessoas e ocasiões em que havia pedido a outras pessoas que prestassem atenção a ele e o ajudassem. Ao se lembrar dessas ocasiões, John sentiu-se tranqüilo a respeito de sua capacidade de fazer o que era preciso. Finalmente, ele imaginou voltando do escritório para casa da próxima vez em que se sentisse chateado e com raiva. Imaginou chegando em casa, pronto para explodir, pegando a mão da noiva, contando-lhe como estava se sentindo e perguntando-lhe se ela gostaria de conversar com ele a respeito do que havia acontecido. Ele reviu a cena em sua imaginação, até que se sentiu confiante em sua capacidade de fazer o que era necessário.

Ao usar a corrente geradora, John passou por uma seqüência de emoções que começou com o arrependimento, passando para o respeito/gratidão, depois à curiosidade, à auto-segurança e finalmente à autoconfiança. Quando estava familiarizado com a cadeia, ele pôde passar de maneira fácil e rápida da sensação de arrependimento à de confiança a respeito de sua capacidade de partilhar seus sentimentos e de pedir ajuda a outra pessoa.

O primeiro passo na corrente geradora em caso de arrependimento é o reconhecimento de que estamos arrependidos. Em seguida, devemos sentir respeito e reconhecimento em relação ao arrependimento como sendo um sinal de que é necessário fazer algo para ter certeza de que não repetiremos mais o mesmo erro.

Com curiosidade, avaliamos nosso erro em relação ao que poderia ter sido feito para evitá-lo. Podemos lembrar erros cometidos no passado (fontes anteriores de arrependimento) que corrigimos assim que soubemos o que fazer. Em seguida, esses exemplos devem ser usados como base para criarmos a sensação de tranqüilidade.

Por fim, imaginamos uma situação no futuro em que agimos usando aquilo que identificamos como devendo ter sido feito na situação que nos provocou o arrependimento. Essa cena deve ter grande riqueza de detalhes, tornando a futura situação forte o suficiente para nos dar a confiança necessária de que somos capazes de realmente criar aquele futuro*.

Essa corrente faz com que a pessoa corrija e resolva aquilo que causou seu arrependimento, tornando-a mais confiante sobre seu futuro e livre para prestar atenção a outras coisas. Isso é bem melhor do que ficar sentado, castigando-se por causa de um erro cometido. No caso da pessoa que está sempre se arrependendo de algo, sentindo-se em seguida terrível, sem perspectiva do que fazer a seguir, é interessante tornar essa corrente geradora uma reação automática.

Frustração

Frustração é aquilo que sentimos quando acabamos de saber que nossa nota em cálculo matemático melhorou, mas ainda não é suficiente para

---

* Se o leitor desejar mais informações sobre como tornar seu futuro nítido o suficiente para afetar os sentimentos, deve ler a seção "Futuros Propulsores", no capítulo 3 de *Know-how: como programar melhor o seu futuro*, de Cameron-Bandler, Gordon e Lebeau (Summus Editorial, 1991).

passarmos de ano e ficamos em dependência da matéria pela terceira vez. Ou quando tentamos convencer pela *enésima* vez o nosso filho de que bebida e direção não se devem misturar. Ou quando terminamos a nossa quarta dieta de fome e ainda assim o biquíni não entra. Poucas pessoas gostam de se sentir frustradas. Mas, quer gostemos ou não, a frustração significa que ainda estamos tentando atingir um objetivo que estabelecemos. A importância da frustração — em outras palavras, o seu atributo funcional — é a de *ser um sinal de que precisamos mudar o que estamos fazendo para atingir nosso objetivo.* Se chegamos ao ponto da frustração, então a abordagem por nós adotada não foi a melhor.

A corrente geradora em caso de frustração começa quando você reconhece que está frustrado com uma situação qualquer. Sinta respeito e gratidão para com esse sentimento de frustração, como sendo um sinal de que precisa fazer algo diferente em termos de aprendizado, mudança de perspectiva, readaptação de suas expectativas ou mudança de comportamento.

Com curiosidade, avalie se vale a pena ainda tentar atingir seu objetivo. Se não for o caso, deixe-o de lado e estabeleça outros. Se o for, passe à etapa seguinte.

Verifique em sua vida pessoal casos em que venceu dificuldades semelhantes ao modificar sua abordagem do problema. Sinta-se tranqüilo em saber que já conseguiu superar o mesmo tipo de obstáculo antes.

Como etapa final, imagine-se no futuro, reagindo a situações consideradas frustrantes, mudando sua abordagem e conseguindo atingir o objetivo, sentindo-se confiante de que é capaz de fazer o que deve ser feito.

Por exemplo, suponhamos que depois de terminar outra dieta radical, você acaba de experimentar o biquíni e ele não entra. Digamos que se sinta frustrada a esse respeito, em vez de desapontada, chateada ou desesperançada. Ao reconhecer que se sente frustrada por não conseguir ter o corpo que deseja, o próximo passo é se conscientizar de que seu sentimento de frustração é um sinal de que precisa mudar sua forma de perder peso. Além disso, é necessário respeitar a emoção como sendo um sinal importante que vai ajudá-la a evitar repetir aquilo que já demonstrou ser inútil.

O próximo passo é examinar, com curiosidade, se perder peso para entrar no biquíni é um objetivo que vale ainda a pena ser perseguido. Se decidir que não, então, talvez com uma sensação de alívio, você possa deixar de lado o objetivo de entrar naquele biquíni. Porém, se o objetivo continua válido, é necessário encontrar exemplos em sua vida de momentos em que mudou sua abordagem para atingir um objetivo, e o conseguiu. Quanto maior o número de exemplos, maior a possibilidade de criar uma flexibilidade em sua maneira de pensar e também ter mais confiança de que é capaz de atingir o objetivo desejado — neste caso, perder peso. Finalmente, imagine-se no futuro, reagindo com novas abordagens a fim de atingir os objetivos desejados e sentindo-se confiante de que é capaz de fazê-lo.

Após ter feito toda a corrente geradora, não mais se sentirá frustrado. E, mais importante ainda, terá adotado uma nova orientação, sentindo-se mais confiante, descobrindo uma nova maneira, talvez mais eficiente, de atingir seu objetivo.

Ansiedade

A ansiedade é algo que sentimos quando somos chamados para uma verificação da nossa declaração de imposto de renda, ou quando vamos consultar um médico para examinar um tumor, ou quando vamos conhecer a família do nosso futuro marido. A ansiedade que sentimos nessas ocasiões geralmente resulta da imaginação de um futuro desagradável ou da criação de imagens de futuro pouco claro ou desconhecido, sendo, portanto, uma porta aberta a possibilidades negativas. O atributo funcional da ansiedade é a de *um sinal de que precisamos nos preparar para lidar com uma situação desconhecida ou de que precisamos evitar as conseqüências negativas decorrentes dessa situação.*

Como acontece com todas as outras correntes geradoras, o primeiro passo é reconhecer que se está sentindo ansioso. Em seguida, lembrar que o sentimento de ansiedade é um sinal de que há algo no futuro para o qual é necessário se preparar e ter respeito e gratidão pela emoção como um aviso importante.

Com curiosidade, avalie o que precisa fazer para se preparar melhor. Talvez isso inclua reunir mais informações para ter uma melhor visão do futuro, aprimorando-se ou adquirindo mais conhecimentos, ou ainda estabelecendo um objetivo estruturado de maneira positiva.

Lembre-se de exemplos anteriores em que enfrentou um desafio ou ameaça, revendo sua atitude até sentir confiança em sua capacidade de fazer o que deve ser feito.

A preparação que precisa fazer depende daquilo que o espera, que lhe causa ansiedade. Por exemplo, se está ansioso por saber como uma pessoa reagirá a um convite para jantar, a preparação pode consistir em simplesmente reunir informações. Estas podem vir de outras pessoas (ter mais contato com a pessoa que quer convidar, para saber de que forma ela irá reagir; perguntar a outras pessoas que conhecem melhor a pessoa que irá convidar o que acham que ela irá responder), ou ainda de você mesmo (procurando em suas experiências anteriores com a pessoa em questão, para saber como ela reagirá ao convite que você vai fazer).

A preparação adequada significa também ter acesso a certas habilidades, ou aprendê-las, para enfrentar a situação. Por exemplo, suponha que esteja ansioso sobre como apresentar o material que preparou para uma palestra que aceitou dar. Se já sabe como organizar o material necessário à palestra, então é só começar a trabalhar. Caso não saiba como fazer, peça a alguém que lhe ensine como fazer. Da mesma forma, preparar-se bem para a palestra em si inclui aprender a falar de forma interessante para outras pessoas, ou de forma a suscitar perguntas por parte do auditório.

Finalmente, uma preparação adequada significa modificar um objetivo estabelecido de forma negativa para um positivo. A base da ansiedade pode ser um objetivo estipulado de forma negativa, "Não quero que nada saia errado", ou "Ficarei com cara de bobo se tentar", ou ainda "Não vou conseguir ir até o final, se algo sair errado". Cada um desses objetivos esclarece o que você *não* quer que aconteça, e todos explicam o que *não* deve ser feito. Objetivos estabelecidos de forma positiva, porém, nos mostram um caminho a seguir. Saber aonde se quer ir é mais tranqüilizador do que saber aonde não se quer ir. Além do que, assim que soubermos aonde queremos ir, teremos uma idéia mais clara do que fazer para chegar lá.

Como no caso de todas as emoções descritas neste capítulo, o valor da ansiedade está na informação que ela nos fornece. Quando deixamos de perceber essa informação, a ansiedade torna-se uma experiência desagradável, até mesmo paralisadora. O objetivo dessa cadeia geradora é o de levar a pessoa do ponto em que se sente paralisada ao ponto em que se sente confiante em suas capacidades de se preparar para o que acha que vem a seguir. Esse estado emocional positivo libera os recursos vivenciais e comportamentais da pessoa, motivando-a a agir, em vez de esperar, tremendo da cabeça aos pés.

Desânimo

Pela décima vez, o suflê que você acaba de preparar parece mais uma panqueca, e você se sente totalmente desanimada — *nunca* será capaz de preparar um suflê decente. É possível também sentir-se desalentada porque seu esposo bebe demais, ou com o rapaz com quem sua filha decidiu se casar, ou ainda com o casamento de um amigo, que está indo por água abaixo. Essa sensação de desânimo nos diz — o seu atributo funcional — que talvez seja melhor *deixar para lá*. Se já fizemos tudo o que podíamos e ainda assim a situação continua a mesma, é melhor partir para outros objetivos.

A corrente geradora em caso de desânimo começa com a pessoa reconhecendo que perdeu a esperança em relação a algo. Em seguida, sinta respeito e reconhecimento em relação ao sentimento de desânimo, como um sinal de que chegou a hora de abandonar um objetivo que esteve tentando atingir, sem sucesso.

Com curiosidade, avalie se há outra coisa que possa racionalmente fazer a esse respeito. Se a resposta for positiva, passe a se sentir frustrado, como um primeiro passo, para em seguida sentir-se desafiado e determinado, e daí criar opções para tentar conseguir o que deseja. Se a resposta for negativa, passe à etapa seguinte.

Lembre-se de exemplos passados de quando abandonou alguns objetivos, sem importância ou não, libertando-se para prestar atenção a outras coisas. Encontre vários exemplos para sentir-se confiante em sua capacidade de fazer o que deve ser feito.

Finalmente, imagine-se no futuro, abandonando um objetivo que não pode ser atingido, sentindo-se confiante em sua capacidade de conseguir o que deseja e voltando sua atenção para objetivos que *podem* ser atingidos.

As pessoas sentem-se desesperadas com algo quando ainda acham que não fizeram tudo o que deviam para atingir seus objetivos. Dessa maneira, o terceiro passo dessa corrente geradora é muito importante quando estiver reagindo ao sentimento de desalento, pois é nele que decide se há algo mais que valha a pena tentar. Vejamos o caso do esposo alcoólatra. Talvez a pessoa já tenha dado sugestões, feito ameaças, implorado e ignorado, sem resultado, e agora sente que perdeu as esperanças de mudar o comportamento do esposo (ou esposa). Esse sentimento de desesperança indica que é melhor abandonar o desejo de modificar seu companheiro. Mas *será* mesmo?

Para responder a essa pergunta, convém examinar o que mais poderia ser feito que valesse a pena (etapa 3 da corrente geradora). Se achar que tudo já foi tentado — a não ser, digamos, oferecer dinheiro para que ele/ela abandone a bebida, o que você considera que não vale a pena ser feito —, então chegou a hora de aceitar o sentimento de desânimo e abandonar o objetivo de modificar seu companheiro. Porém, se ainda conseguir pensar em algo que valha a pena ser tentado, como, por exemplo, entrar em contato com os Alcoólicos Anônimos, ou um tratamento de cura do alcoolismo, ou procurar um terapeuta, então não é adequado perder a esperança. Em vez disso, deve encarar a situação como um desafio e sentir-se determinado a mobilizar seus recursos comportamentais para atingir seu objetivo utilizando a nova abordagem escolhida.

Paralisado

Todos nós já nos encontramos numa situação em que queríamos ir adiante, sem, entretanto, saber como proceder. Quando não conseguimos achar a palavra certa para expressar uma idéia, ou quando não sabemos o que fazer para transportar um móvel pesado escada acima, ou quando percebemos que nossa carreira chegou a um beco sem saída, a sensação de paralisia toma conta de nós, tirando nossa força de vontade e a capacidade de sairmos daquela situação. Sentir-se paralisado é um *sinal de que precisamos achar outra opção, abandonando as abordagens usadas até então e encontrando outras formas de atingir nossos objetivos.*

A corrente geradora em caso de uma sensação de paralisia começa quando você percebe que não sabe para onde ir. Reconheça que precisa criar outras opções para aquela situação e sinta respeito e gratidão pelo importante sinal emocional que criou para si mesmo.

Com curiosidade, examine as abordagens que tem adotado para atingir seu objetivo.

Lembre-se das ocasiões em que se sentiu sem opção e mudou a maneira como encarava a situação para que pudesse criar novas opções. Tenha confiança em sua capacidade de fazer o que deve ser feito.

Imagine-se no futuro, sentindo-se paralisado e em seguida criando opções que lhe possibilitem ir adiante. Repita essas imagens, tornando-as tão nítidas quanto puder, até sentir confiança e respeito em sua capacidade de gerar novas opções sempre que se sentir paralisado.

Essa cadeia orienta a pessoa a sair dos limites dentro dos quais vem agindo. Ela também lhe dá a possibilidade de criar novas opções para se atingir o objetivo desejado. Essas opções podem incluir conselhos e ajuda de outras pessoas.

Raiva

Todos nós temos nossos critérios e padrões, em relação ao comportamento das pessoas, e quando vemos que esses padrões foram violados, geralmente ficamos com raiva. Por exemplo, podemos ficar com raiva quando vemos uma criança sendo maltratada, ou quando um carro faz uma barbeiragem no trânsito ou quando a pessoa com quem vivemos nos ignora. O atributo funcional do sentimento de raiva é o de *um sinal de que um critério pessoal importante foi violado.*

A corrente geradora em caso de raiva começa quando reconhecemos que estamos com raiva. Esse é um lembrete para sentirmos respeito e gratidão em relação a esse sentimento como um sinal de que alguém, possivelmente nós mesmos, violou um importante critério pessoal.

Com curiosidade, avalie o que pode ser feito no futuro para evitar que esse critério venha a ser novamente violado e examine a maneira como poderá reagir de forma mais útil ao ver esta situação acontecer, apesar do seu esforço em evitar que isso se repita. Se não souber o que fazer, peça informações a pessoas que parecem reagir de maneira favorável a situações que provocam raiva.

Lembre-se de momentos em que evitou ou reagiu de maneira útil à violação de critérios pessoais e tenha confiança de que é capaz de fazê-lo novamente.

Imagine a próxima vez que o seu critério seja violado e veja-se fazendo algo para evitar que isso aconteça. Reveja várias vezes essas imagens até sentir-se confiante de que é capaz de reagir da maneira desejada.

Pode ser que, apesar de seus esforços, você não consiga impedir que outras pessoas violem seus critérios. Portanto, vale a pena imaginar que seus critérios são violados e que ainda assim você consegue reagir de maneira positiva. (Talvez seja interessante voltar a ler os procedimentos sobre a contextualização e os modos de acesso a emoções, para entender melhor esta etapa.) Reveja esse futuro até sentir-se confiante de que poderá reagir de maneira satisfatória e eficiente.

Por exemplo, suponha que esteja dirigindo na estrada e outro carro lhe dá uma cortada perigosa. Como sempre acontece nessas ocasiões, você fica furioso com o outro motorista. Se deseja não mais reagir daquela maneira, deve iniciar a corrente geradora em caso de raiva. Assim que reconhecer a raiva como um importante sinal a respeito de violação de um critério valioso para você, poderá refletir sobre o que fazer no futuro para reagir de maneira adequada quando sofrer uma cortada no trânsito, ou evitar que isso aconteça novamente. Em termos de prevenção, você talvez perceba que deve prestar mais atenção aos carros que vêm atrás de você. Mas estar atento nem sempre evitará sofrer barbeiragens no trânsito. Então, será necessário achar uma maneira de reagir melhor, caso isso se repita. Por exemplo, você pode sentir-se aliviado porque nada sofreu e ter pena do motorista que tem tão pouco respeito pela própria vida. Em seguida, pode lembrar-se de outras barbeiragens das quais saiu ileso e também de como sentiu pena de pessoas que não tinham respeito por si próprias. Tranqüilo por poder reagir dessa maneira, veja-se no futuro, imaginando incidentes nos quais motoristas descuidados colocam sua segurança em perigo, reagindo com alívio e quem sabe até preocupação pelos outros motoristas inocentes que ainda correm perigo por causa daquele mau motorista.

Sabemos que começar com a raiva e passar por todo esse encadeamento nem sempre é fácil, mas vale a pena o esforço. A avaliação da etapa 3 dessa cadeia geradora é muito útil na medida em que lhe dá a oportunidade de refletir se *vale a pena ou não* sentir raiva naquelas circunstâncias.

Culpa

Às vezes, acontece que somos nós que violamos nossos próprios padrões. Se você não acredita em castigos físicos, mas bate em seu filho, sem dúvida está violando seus próprios padrões. Ou talvez você ache que deve dirigir com cuidado; entretanto, corta descuidadamente outro carro. Ou acha que é errado mentir, mas diz que tem outro compromisso para deixar de comparecer a um jantar. Ou ainda vive se esquecendo de escrever para um amigo, a quem já devia ter escrito. Sempre que violamos um critério pessoal, provavelmente nos sentiremos culpados.

Mas e se você não se sentisse culpado ao violar seus critérios pessoais? A resposta a essa pergunta engloba o significado e o atributo pessoal do sentimento de culpa. Se não tiver como ser alertado para o fato de estar violando, ou de ter violado, seus próprios critérios, não teria como saber que suas ações obedecem às suas crenças. O atributo funcional da culpa é *um sinal de que de alguma maneira você violou os seus padrões pessoais e precisa fazer algo para impedir que isso se repita no futuro.*

O primeiro passo da corrente geradora em caso de culpa é o reconhecimento de que está se sentindo culpado em uma situação específica. Com respeito e gratidão, reconheça que o sentimento de culpa é um sinal de que violou um padrão pessoal e que precisa ter certeza de que não mais o fará no futuro.

Com curiosidade, avalie se o padrão que acabou de violar vale a pena ser mantido. Se não for o caso, você pode atualizá-lo, substituí-lo ou abandoná-lo.

Lembre-se de experiências pessoais anteriores nas quais obedeceu a seus critérios, mesmo quando foi difícil fazê-lo. Ao reunir esses exemplos, sinta confiança em sua habilidade de obedecer a seus critérios pessoais.

Finalmente, imagine-se obedecendo a estes seus critérios em situações futuras que lhe servirão de teste e sinta confiança de que poderá fazê-lo.

Às vezes, os padrões que ainda mantemos e a respeito dos quais nos sentimos culpados quando os violamos não valem mais a pena serem mantidos. Vejamos o exemplo de uma mulher que, por ter sido criada para acreditar que o lugar da mulher é em casa, pode sentir-se culpada por querer trabalhar fora e construir uma carreira. Ao chegar aos quarenta anos de idade, ela talvez ache que sua crença não é mais válida, pois o mundo mudou e ela também. Pode até ser que ela se dê conta de que nunca achou essa crença conveniente e simplesmente tentou incutila em seu comportamento durante todos esses anos.

Se a pessoa achar que um padrão *vale a pena* ser mantido, então é apropriado sentir-se culpado por tê-lo violado. Também é apropriado aproveitar o sentimento desagradável para assegurar-se de que no futuro os padrões serão respeitados. Mas, se a pessoa considerar que não vale a pena manter seu antigo padrão, então é melhor atualizá-lo, substituí-lo ou abandoná-lo. É importante lembrar que, ao se atualizar ou substituir um critério está se criando um outro que precisa ser satisfeito da maneira como se fazia com o anterior. É portanto necessário e útil obedecer às orientações dos passos 4 e 5, no caso de criação de um novo critério.

Desapontamento

Você acaba de abrir seu presente de aniversário e vê que não é o que queria. Como se sente a esse respeito? Provavelmente desapontado. Também é possível sentir desapontamento quando o filme a que queríamos tanto assistir é de péssima qualidade, ou quando seus filhos pegam catapora na véspera do longo final de semana romântico que você planejou passar com o marido. O desapontamento que sentimos nessas ocasiões deve ser visto como *um sinal de que precisamos reavaliar nossas metas, talvez mudando-as para outras mais fáceis de serem atingidas, sob as atuais circunstâncias.*

A corrente geradora em caso de desapontamento começa com o reconhecimento de que se está sentindo desapontado. Com respeito e gratidão, reconheça que esse sentimento de desapontamento é um sinal de que é preciso reavaliar seus objetivos.

Com curiosidade, avalie se aquilo que queria ter e não conseguiu ainda é importante. Se for o caso, passe à etapa seguinte. Se o que você queria e não conseguiu deixou de ser importante, pense no que seria conveniente nas circunstâncias atuais e passe à etapa seguinte.

Se for o caso de criar outros objetivos, lembre-se de outras ocasiões em que mudou seu objetivo e conseguiu finalmente aquilo que desejava e sinta-se tranqüilo por saber que tem capacidade para mudar.

Por último, imagine-se fazendo o necessário para finalmente conseguir o que quer, acrescentando detalhes nítidos até sentir-se confiante a respeito do futuro.

Como indica o atributo funcional desse encadeamento, o desapontamento mostra que chegou o momento de fazer uma pausa para reavaliação. Nem sempre conseguimos aquilo que queremos ou esperamos. Se continuarmos a querer "aquilo", essa meta continuará a influenciar a nossa experiência. Se a pessoa por quem estamos apaixonados e com quem queremos nos casar rejeita o nosso pedido, talvez valha a pena continuar a querer que ela diga "sim" e ainda investir no relacionamento. Por outro lado, não vale a pena querer que um filme seja bom, se ele é péssimo. Em vez disso, talvez fosse melhor mudar o objetivo, imaginando o que pode ter dado errado do ponto de vista técnico com o filme, ou ir a um lugar agradável para terminar bem a noite.

Solidão

Audrey sentia-se só. Ela tentara ignorar esse sentimento durante a última hora, mas não dava mais para negar. Assim que admitiu que estava se sentindo solitária, ela falou com desprezo: "Trinta e cinco anos de idade e não consegue ficar sozinha sem sentir-se péssima. Como você é fraca, Audrey!" Mas continuou a sentir-se solitária. Ela ligou a televisão, mas cada vez que mudava de canal via pessoas com outras pessoas. Então, desligou a televisão e foi para a geladeira tentar preencher o vazio que estava sentindo. Depois, sentou-se no sofá, onde ficou folheando uma revista e comendo sorvete diretamente do pote. Mas nem a comida deu resultado. Audrey apagou a luz, foi para a janela e ficou olhando no escuro as famílias das outras casas. Na calçada, casais andavam braços dados e amigos passeavam. "Droga", pensou ela, "não vou ficar sozinha aqui!" E foi para um bar, na esperança de encontrar alguém.

A solidão é um *sinal de que precisamos de um tipo especial de contato com outras pessoas*. Assim, às vezes acabamos confundindo "contato" com "afeição" e "paixão". Por exemplo, Audrey reconheceu a solidão que sentia como um sinal de que precisava ter contato com outras pessoas, mas não percebeu o *tipo de* contato de que precisava. A corrente geradora em caso de solidão inclui uma etapa importante para avaliarmos o tipo de contato que desejamos e com quem, para que toda a nossa energia possa ser mobilizada a fim de estabelecermos ligações adequadas e satisfatórias.

A corrente geradora em caso de solidão começa ao se reconhecer que se está sentindo só. Com respeito e gratidão, reconheça seu sentimento como um sinal de que precisa de um tipo especial de contato ou ligação com outra pessoa.

Com curiosidade, avalie o tipo de contato que deseja e com quem.

Lembre-se de exemplos de ocasiões em que entrou em contato com alguém e sinta tranqüilidade por saber que é capaz de entrar em contato com outras pessoas.

Imagine-se no futuro, vendo-se iniciar o tipo de contato que deseja ter com certas pessoas, aumentando a nitidez das imagens, até sentir confiança em sua capacidade de fazer isso no futuro.

Ao usar essa sequência, certifique-se de que se lembra das ocasiões em que *você* iniciou a interação com outra pessoa. Por exemplo, a ocasião em que uma amiga lhe telefonou pedindo para ir à sua casa à noite pode ser uma lembrança agradável e lhe assegura de que é uma pessoa querida de outras, porém não irá ajudá-la a reagir de forma adequada à sensação de solidão, pois talvez a faça ficar esperando pelo toque do telefone. É muito mais útil lembrar-se das ocasiões em que *você* telefonou.

Ciúme

Você acaba de conhecer a nova e belíssima secretária do marido. Ou um antigo namorado de sua esposa convida-a para almoçar e ficam fora muito mais tempo do que o previsto. Ou, ainda, você encontra-se numa festa e a sua namorada está há mais de uma hora conversando com um espécime magnífico do sexo oposto. Com freqüência, esse tipo de situação causa ciúme. Para muitas pessoas, o bem-estar emocional depende de relacionamentos íntimos e especiais que mantêm com seus companheiros e amigos íntimos. O ciúme é uma reação à descoberta ou à suspeita de que aquele relacionamento especial e íntimo está sendo ameaçado, colocando em perigo seu bem-estar. O atributo funcional do ciúme seria, portanto, *um sinal de que é preciso fazer algo para proteger seu bem-estar emocional.*

A corrente geradora em caso de ciúme começa com o reconhecimento de que está sentindo ciúme. Com respeito e gratidão pelo valor do sinal, reconheça que o ciúme é um sinal de que precisa cuidar do seu bem-estar emocional.

Com curiosidade, examine se realmente seu bem-estar está ameaçado. Se não for o caso, simplesmente passe a apreciar o fato de que o seu companheiro está se divertindo com outras pessoas. Porém, se for o caso, passe para as duas últimas etapas.

Lembre-se de outras vezes em que cuidou de si mesma. Encontre exemplos em número suficiente para ficar tranqüila em relação à sua capacidade de manter seu bem-estar.

E, o último passo, imagine-se no futuro, cuidando bem de si mesma em situações nas quais existe uma ameaça real ao seu bem-estar. Crie imagens nítidas, para sentir-se confiante.

Existem três padrões que causam ciúmes, e dois deles podem ser usados dentro dessa corrente geradora. Primeiro, se a pessoa tem pouca auto-estima, ela passa a achar que pode ser facilmente substituída. Uma das conseqüências dessa maneira de pensar é que o mundo parece estar cheio de pessoas que querem tomar nosso lugar. Toda pessoa com quem nosso companheiro conversa, qualquer interesse novo que ele desenvolva, tudo nos parece uma ameaça. Neste caso, a corrente geradora é utilizada para fortalecer a auto-estima, identificando exemplos de quando fizemos com que nosso companheiro se sentisse mais feliz (ou mais estimado, amado ou satisfeito) conosco do que com qualquer outra pessoa. Então, podemos "ensaiar" essas lembranças, imaginando como faríamos para fortalecer o nosso sentimento de confiança*.

Outro padrão que suscita o ciúme é o uso de critérios por demais possessivos. Se você acha que seu companheiro lhe "pertence", cada pessoa nova que surge na vida dele é vista como intrusa em "seu" território. A pessoa que usa esse tipo de critério passa grande parte do tempo lutando — tentando fazer com que seu companheiro não deixe as barras de sua saia. É fácil sentir ciúmes. Qualquer comportamento do companheiro que não tenha recebido autorização prévia é um desafio à sua autoridade e, portanto, uma ameaça ao seu bem-estar. Neste caso, o que é preciso, em vez de uma seqüência, é uma mudança de critérios para outros que sejam mais adequados a manter um relacionamento enriquecedor. Um de nossos livros, *O método EMPRINT: um guia para reproduzir a competência*, escrito em co-autoria com David Gordon, inclui métodos de avaliação e mudança de critérios.

O terceiro padrão deve ser encarado como uma verdadeira ameaça, não apenas uma ilusão. Se estiver usando critérios adequados em

---

* A ligação entre falta de auto-estima e o ciúme é tão comum que preparamos uma fita de vídeo intitulada "Sentimentos Duradouros", que mostra como usar a corrente geradora para lidar com a causa do ciúme. Para obter maiores informações a respeito dessa fita, escrever para P.O. Box 1173, San Rafael, CA 94915.

seus relacionamentos, se tiver auto-estima e se for uma pessoa do jeito de que gosta de ser e seu companheiro estiver realmente pensando em substituí-la, há razões de sobra para sentir ciúmes. Neste caso, é preciso muito cuidado. A corrente geradora fará com que consiga dar ao seu companheiro tudo aquilo que pode e deseja dar, criando estados emocionais cheios de recursos. Se necessário, porém, a pessoa estará capacitada para uma confrontação. E, na pior das hipóteses, ela pode ser usada para criar comportamentos que ajudarão a pessoa a convencer seu companheiro a trabalharem juntos a fim de manter o relacionamento, talvez com a consulta a um terapeuta familiar ou fazendo a "Avaliação de Relacionamento" ou o "Neutralizador de Limiar", apresentado por Leslie Cameron-Bandler no livro *Soluções: antídotos práticos para problemas sexuais e de relacionamento*.

Se sentir com freqüência as emoções apresentadas neste capítulo, vale a pena começar a pensar em termos de corrente geradora, sempre que uma delas surgir. Na verdade, mesmo que a pessoa não tenha problemas com qualquer uma dessas emoções, sugerimos que faça a seqüência da cadeia geradora de cada uma delas, usando como conteúdo algum exemplo atual ou mais freqüente. Assim, não só será possível eliminar pequenos aborrecimentos, como, o que é mais importante, a pessoa ficará mais a par do padrão básico subjacente a todas as correntes geradoras:

Emoção inicial
   ↳ *Respeito/gratidão*
      ↳ *Curiosidade*
         ↳ *Tranqüilidade*
            ↳ *Confiança*

Para que a corrente geradora se torne automática, é necessário repeti-la inúmeras vezes, cada uma usando como conteúdo um incidente ou situação diferente. Por exemplo, se você sente culpa com freqüência e quer transformar a corrente geradora em caso de culpa em uma reação natural, treine usando como conteúdo o fato de não ter levado as crianças ao zoológico, como prometido. Depois, refaça a seqüência, desta vez usando como conteúdo a culpa sentida por ter arranhado o carro de alguém e ido embora, sem deixar um bilhete. Faça uma terceira vez a seqüência, usando desta vez como conteúdo a culpa que sentiu da última vez que perdeu a paciência com seus pais. O objetivo é refazer a corrente até ver que está automaticamente passando por cada uma das etapas.

A cadeia geradora funciona bem não apenas com as emoções apresentadas neste capítulo, como com qualquer uma que tenha um atributo funcional útil. "Útil" neste caso significa *reagir de tal maneira a nos fazer estabelecer objetivos*. Muitas vezes as emoções desagradáveis passam despercebidas ou sem reação de nossa parte e assim criam espirais infinitas de dissabores. A vida oferece muitas oportunidades para sentirmos inveja, embaraço, preocupação, insatisfação e outras emoções semelhantes. O valor da corrente geradora reside na sua capacidade de fazer com que essas emoções desagradáveis trabalhem em nosso favor.

O que temos agora

A terceira habilidade importante da escolha emocional é o Uso: a capacidade de fazer com que as emoções desagradáveis funcionem de maneira a nos ajudar da melhor maneira possível. As informações dadas neste capítulo nos fornecem meios de tirar o melhor partido delas.

Nossos leitores agora possuem uma nova perspectiva a respeito das emoções desagradáveis ou indesejáveis. Agora sabem que vale a pena senti-las se puderem usá-las de maneira proveitosa. Isso é possível através do reconhecimento do *atributo funcional* da emoção, que especifica o que a emoção está nos dando de útil.

O próximo passo é reagir de maneira adequada ao atributo funcional da emoção. A *corrente geradora* faz exatamente isso, levando a pessoa através de um mecanismo de pensamento e daí a uma seqüência de pensamento que faz com que ela abandone a emoção desagradável e passe a sentir confiança em sua capacidade de usar seus recursos internos para reagir de maneira mais útil no futuro.

Descrevemos com detalhes a corrente geradora para o arrependimento, a frustração, a ansiedade, a falta de esperança, a sensação de paralisia, a raiva, a culpa, a decepção, a solidão e o ciúme. Mas esses sentimentos não são apenas exemplos da cadeia — eles podem ser usados para mudar para sempre a maneira como reagimos a emoções desagradáveis.

11 Prevenção

Depois de termos passado um capítulo inteiro explicando a nossos leitores que mesmo as emoções desagradáveis têm atributos funcionais que fazem com que valha a pena sentir essas emoções, estamos agora prontos a admitir que existem algumas emoções que simplesmente não queremos sentir uma segunda vez. Com ou sem atributo funcional, nunca mais queremos nos sentir humilhados, solitários, desesperados, desesperançosos, atemorizados, cheios de ódio, rejeitados ou desvalorizados. Simplesmente talvez não valha a pena sentir novamente essas emoções. Há uma forma de se evitar voltar a senti-las.

Quando falamos em prevenir o reaparecimento de emoções desagradáveis, não significa que *nunca mais* a pessoa vá sentir novamente aquela emoção. Se fosse possível que alguém nunca mais se sentisse humilhado ou atemorizado ou desesperado, o preço a pagar seria deixar de ser humano. Essas emoções significam que a pessoa está viva e que é humana. Porém, é possível impedir de maneira útil e adequada que essas emoções surjam em *algumas situações*.

Andrea sentia-se humilhada. Na última festa, Sam, seu namorado, bebeu além da conta e destratou-a diante dos amigos. Diante do comportamento mal-educado de Sam, enquanto as pessoas diziam em voz baixa: "Coitada da Andrea", algumas pessoas se sentiram furiosas, outras desamparadas e outras, ainda, teriam vontade de se vingar. No caso de Andrea, porém, a situação causou um sentimento profundo e intolerável de humilhação.

"Intolerável" é a palavra operacional neste caso, pois Andrea nos procurou para que a ajudássemos a nunca mais se sentir daquela maneira. Logo vimos que ela geralmente assumia a responsabilidade do que lhe acontecia rejeitando a noção de que a vida é algo que "nos" acontece. Ao contrário, ela partia do princípio de que tinha um papel importante na criação de suas experiências de vida. Sentir-se humilhada fora uma dessas experiências de vida que ela pensava poder evitar no futuro, se aprendesse como fazê-lo. Concordamos com ela e lhe ensinamos o "como" que criamos para nosso uso pessoal, como forma de evitar sentir experiências emocionais desagradáveis.

Em primeiro lugar, pedimos a Andrea que revisse os acontecimentos do dia e da noite da festa. Ela tentou identificar o que causara o comportamento de Sam, repassando os acontecimentos na ordem em que aconteceram. Para ajudá-la a se dar conta do que poderia ter havido, sugerimos que visse o "filme" dos acontecimentos passados de vários pontos de vista, incluindo o seu próprio, o de Sam e o de seus amigos.

A partir de então, ela percebeu que havia insistido que Sam fosse à festa, apesar de ele estar muito cansado por excesso de trabalho. Ela sabia que nessa situação ele não conseguia beber sem ficar bêbado (em vez de ficar agradavelmente "alto") e ainda assim insistiu que ele tomasse uma bebida, mesmo quando ele parecia relutante em aceitar, ela própria ficara bêbada e passou a ignorá-lo, conversando alegremente com as outras pessoas, o que, do ponto de vista de Sam, provavelmente deve ter parecido como um flerte. Mesmo sendo difícil aceitar, Andrea percebeu que ela contribuíra para sua humilhação. Ela não gosta de ser maltratada por outras pessoas e se deu conta de que tratara Sam mal e (através dele) também a si própria. Era imprescindível que isso não se repetisse.

Então perguntamos a Andrea de que outra maneira poderia ter agido. Ela chegou a três possíveis conclusões: "Eu poderia ter respeitado o que Sam estava sentindo e, ou ir à festa sozinha, ou simplesmente não ir. Ou, então, eu poderia não ter insistido que ele bebesse. Ou, ainda, eu poderia ter ficado mais junto dele, incluindo-o em minhas conversas com as outras pessoas".

Seguindo nossas instruções, Andrea passou a considerar se no futuro ela gostaria de reagir de uma das três maneiras descritas. Sua resposta foi um retumbante Sim! O comportamento de Sam naquela festa era muito raro e ele também estava se sentindo culpado pela maneira como reagira — e Andrea também, agora que reconhecia sua contribuição no mútuo tratamento desagradável naquela noite.

Como sabemos que querer fazer algo e conseguir fazê-lo são duas coisas diferentes, pedimos a Andrea que refletisse se conseguiria realmente reagir da maneira desejada. Nada havia naqueles comportamentos que fosse novo ou mesmo difícil para ela. Ela se lembrava de dezenas de vezes em que tinha reconhecido e respeitado o estado de espírito de Sam, e várias outras em que o havia incluído em suas conversas com outras pessoas, e assim por diante. Portanto, ela podia fazer aquilo a que se propunha em situações futuras semelhantes.

Mas *será que o faria*? Essa era a questão final que Andrea deveria levar em consideração. Sem boa vontade para fazer o que desejava fazer, poderia não adotar os comportamentos que sabia estarem ao seu alcance. Mas, para Andrea, era inaceitável sofrer novamente a humilhação da festa; portanto, novamente ela respondeu com um Sim! retumbante. Andrea passou a imaginar situações no futuro em que o estado de espírito de Sam fosse incompatível com os acontecimentos sociais planejados por ambos e viu-se observando seu comportamento, reagindo de maneira a ter o comportamento desejado.

A reação de Andrea à situação em que se encontrou com Sam resultou do procedimento de *Prevenção*, que será descrito no final deste capítulo. Esse procedimento foi criado a partir do comportamento de pessoas que se responsabilizam de forma consistente por suas experiências, reconhecem os erros que cometem e os corrigem de forma a não repeti-los no futuro. Mais uma vez, pudemos comprovar que as pessoas que seguem os passos descritos nesse procedimento podem, como quaisquer outras, sentir emoções desagradáveis, mas apenas uma ou duas vezes, antes de reorganizar seu comportamento de forma a nunca mais se sentirem assim, nas mesmas circunstâncias anteriores.

Talvez a forma mais correta de caracterizar essas emoções indesejáveis seja considerando-as como "erros", que podem ser corrigidos através de uma mudança de comportamento e/ou de circunstâncias. A correção específica dependerá dos resultados da avaliação de como a própria pessoa e as outras envolvidas contribuíram para que surgisse a emoção indesejada. No caso de Andrea, por exemplo, ela entendeu que sua humilhação foi resultado de sua desatenção em relação às necessidades e ao estado de espírito de Sam, levando-o a beber e ignorando sua presença. A correção que precisava fazer em seu comportamento incluía aprender a reconhecer e respeitar o estado de espírito de Sam, evitando levá-lo a beber, e fazer um esforço para incluí-lo em suas conversas com outras pessoas, durante as festas.

Suponhamos que Andrea, ao avaliar o que havia causado a sua experiência humilhante, tivesse descoberto que Sam humilhava *todo mundo*, não apenas a ela, quando estava cansado e bêbado. Neste caso, a situação seria diferente e a levaria a outra conclusão para evitar ser humilhada por ele novamente. Neste caso, talvez Andrea decidisse não ficar por perto de Sam da próxima vez que ele começasse a beber.

Ou, então, suponhamos que Andrea se desse conta de que Sam humilhava a todos — a ela inclusive — sempre que surgia uma oportunidade. A partir dessa informação, Andrea talvez chegasse à conclusão de que para que Sam não a humilhasse mais era necessário não estar com ele em qualquer ocasião. Neste caso, o erro que necessitaria ser corrigido para evitar nova humilhação era o de estar ao lado de Sam.

Existem ocasiões em que a emoção desagradável que sentimos não foi causada por nosso comportamento. Às vezes, o simples fato de nos encontrarmos em uma certa situação é um convite a passarmos por algo desagradável, como seria o caso com Andrea, se ela continuasse a sair com um homem que a humilhasse sempre que tivesse oportunidade. Como no caso do pecado católico de ficar receptivo à situação de pecado, neste caso trata-se do pecado de nos apresentarmos à situação em que seremos maltratados.

É importante notar que em nenhuma das escolhas possíveis de Andrea, incluímos a de "modificar Sam". É melhor agir como se tivéssemos pouco controle quanto a mudar outras pessoas. Se o nosso objetivo for o de nunca mais termos uma emoção indesejada e se o sucesso do nosso objetivo depender de um tipo de comportamento que não seja natural nas outras pessoas, é praticamente certo de que não obteremos um bom resultado. No caso de Andrea, ela mudou *suas próprias* reações, em vez de tentar mudar as de Sam. É verdade que Sam mudou a partir das mudanças de Andrea, mas essa mudança não era necessária para que Andrea conseguisse atingir seu objetivo. A não ser que outras pessoas percebam o que fazem e queiram mudar da maneira que desejamos que o façam, é improvável que o façam apenas porque o desejamos. Por isso, é melhor que as mudanças sejam pessoais.

Levando isso em consideração, eis o procedimento para prevenir a repetição de emoções indesejadas.

1. Identificar a emoção sentida, certificando-se de que não deseja mais senti-la nas mesmas circunstâncias.

2. Rever os acontecimentos que levaram àquela situação e o momento em que sentiu a emoção e identificar o que, se for o caso, você fez para provocar tal situação. Observar o comportamento de pelo menos dois pontos de vista diferentes — o seu próprio e o de outra pessoa.

3. Rever mais uma vez o que aconteceu, identificando as causas externas, caso existam (as circunstâncias, o comportamento de outras pessoas etc.), que tenham contribuído para que sentisse aquela emoção.

4. A partir das descobertas feitas nas duas etapas anteriores, criar comportamentos substitutivos (correções) que tornem impossível sentir novamente a emoção indesejada nas mesmas circunstâncias.

5. Certificar-se de que *é possível* adotar novos comportamentos, procurando em sua experiência pessoal ocasiões em que o fez, mesmo se as circunstâncias foram diferentes. É possível também se assegurar de ter condições de adotar novos comportamentos, lembrando-se de ter visto isso acontecer com outras pessoas — exemplos que sabe que pode adotar para si mesmo. Se não conseguir encontrar exemplos, seja na sua experiência própria ou na de outras pessoas, dos comportamentos substitutivos necessários, volte à etapa 4 e pense em comportamentos mais simples ou mais conhecidos. (Caso não existam exemplos dos comportamentos de que precisa em sua experiência pessoal e sejam imprescindíveis para que obtenha o resultado desejado, será necessário aprender esses comportamentos, antes de ser capaz de evitar a repetição da situa-

ção detonadora da emoção.) Para saber se você está agindo com propriedade, faça-se a seguinte pergunta: Como sabe que *pode* adotar os comportamentos substitutivos de que necessita?

6. Por último, você *está disposto* a adotar esses novos comportamentos? Sua vontade é realmente forte? Imagine uma cena em que se vê adotando os comportamentos em questão.

Em seguida, reveja a situação acima, desta vez *dentro da situação*, vendo o que veria através de seus próprios olhos, se estivesse realmente lá, ouvindo o que ouviria e sentindo o que sentiria na ocasião. Imagine a situação com o máximo de riqueza de detalhes. E, também neste caso, pergunte-se: Como sei que *vou adotar* esses comportamentos? (Lembre-se de que não é para imaginar o que faria se já estivesse sentindo a emoção indesejada, querendo evitá-la, e sim o que faria para evitar sentir essa emoção.)

Os exemplos a seguir usam o procedimento de prevenção no caso de diversas emoções indesejáveis. Não são apenas exemplos do funcionamento do procedimento. Eles devem ser usados para aprender o procedimento, passando por cada uma das etapas das emoções apresentadas.

Decepção

Para a nossa cliente Jill, havia decepções e DECEPÇÕES. Jill percebeu a última categoria quando estava sentada sozinha na cozinha de sua casa na manhã de seu aniversário e ninguém — nem mesmo sua irmã, em quem era muito ligada — tinha telefonado para lhe desejar um feliz aniversário. Ao se dar conta de que até sua irmã tinha esquecido a data, a decepção de Jill foi imensa. Dois meses depois, o marido dela esqueceu-se da data do aniversário de casamento e novamente Jill sentiu uma profunda decepção. Isso foi tão desagradável que ela decidiu nunca mais sentir aquilo novamente.

Ao passar pelas etapas do procedimento da Prevenção, Jill deu-se conta de que não havia criado as circunstâncias da sua decepção e de que nem as pessoas que esqueceram as datas eram indiferentes ou não a amavam. Ela percebeu que essas pessoas simplesmente não prestavam atenção a datas nem as anotavam em suas agendas, de forma que, se para Jill era importante que as outras pessoas lembrassem de certas datas, cabia a ela fazer-lhes lembrar. Dessa forma, Jill resolveu mandar lembretes claros, porém cheios de charme, quando se aproximava a data do seu aniversário de nascimento, de casamento e outras datas importantes, para todos aqueles que precisassem tomar conhecimento e tomar as providências necessárias. Jill confiava em que aquelas pessoas gostavam dela, e assim resolveu informar-lhes diretamente do que ela desejava.

Quando foi que se sentiu profundamente decepcionado? Lembre-se de uma ocasião em que se sentiu muito decepcionado — a tal ponto, que nunca mais deseje sentir-se assim nas mesmas circunstâncias.

Relembre os acontecimentos que o levaram a sentir-se decepcionado e o que aconteceu na ocasião em que se sentiu assim e examine o que fez, se for o caso, para que se sentisse dessa maneira. Por exemplo, acaso não deu o máximo de si em alguma circunstância? (Precisava de uma boa nota em biologia, mas, em vez de estudar, foi ao cinema.) Sabotou de alguma maneira a sua sorte? (Fez com que um importante cliente ficasse chateado, deixando de ligar de volta para ele.) Não escolheu direito o que realmente queria, planejando mal algo importante ou escolheu mal a pessoa com quem poderia contar? (Você planejou uma noite romântica em casa com sua namorada, de surpresa, sem levar em consideração que ela tem sempre compromissos de última hora; ou então planejou fazer um piquenique na primeira semana de março, esquecendo-se de tomar as providências necessárias em caso de uma chuva de verão.)

Ao rever mais uma vez o que aconteceu, houve alguma coisa que contribuiu para que se sentisse decepcionado? Será que o comportamento ou as circunstâncias criadas por outras pessoas contribuíram para sua decepção?

Agora, usando o que aprendeu sobre a dinâmica existente na criação da situação de decepção, crie uma lista de comportamentos substitutivos que evitarão que a decepção volte a surgir. Elimine os fatores baseados em circunstâncias ou no comportamento de outras pessoas, ou encontre outras opções. Por exemplo, se a causa de sua decepção for um amigo que sempre lhe pede livros emprestados, esquecendo-se de devolvê-los, talvez seja necessário criar outras opções de comportamento, como, por exemplo, recusar-se a emprestar-lhe livros, até que ele devolva os que já pediu emprestado antes.

Verifique se pode adotar um outro comportamento. Como sabe que pode? Por exemplo, talvez já tenha mudado de comportamento antes, ou talvez consiga ver-se adotando facilmente aquele comportamento.

Agora, reflita se *vai adotar* o novo comportamento. Imagine-se numa situação em que possa vir a se decepcionar, semelhante à que deu início ao seu desejo de mudança, vendo-se a si mesmo tendo uma nova atitude. Imagine novamente a mesma situação, desta vez estando integrado a ela, vendo, ouvindo e sentindo tudo aquilo que gostaria da próxima vez em que estiver numa situação semelhante. Modifique o que achar necessário em seu comportamento, tantas vezes quantas forem necessárias, até que tenha certeza de que adotará a nova atitude.

Vergonha

Uma grande amiga nossa, Bobbi, estava reunida com várias amigas, quando começou a contar os detalhes das dificuldades por que estava passando outra amiga em seu casamento — detalhes esses que lhe foram contados confidencialmente. Não era a primeira vez que passava adiante uma confidência. Ao se dar conta de que mais uma vez tinha tido essa atitude, ficou profundamente envergonhada. Anteriormente, ao contar um segredo de outra pessoa, ela tinha se sentido envergonhada, mas o efeito acumulado de todas as vezes em que havia agido da mesma forma fez com que desta vez ela se sentisse literalmente afogada em vergonha. Ao voltar à tona, Bobbi decidiu nunca mais repetir o que havia feito.

Ao fazer a avaliação do procedimento de prevenção, Bobbi descobriu que nada havia de maldoso em seus comentários. Parecia mais uma incapacidade de se lembrar da natureza privilegiada da informação que havia recebido, combinada ao entusiasmo e alegria em partilhar informações e estórias com outras pessoas.

Isso acontece com você? Lembre-se de uma ocasião em que sentiu vergonha — tanta vergonha que desejou nunca mais sentir-se daquela forma, nas mesmas circunstâncias. O que fez, ou deixou de fazer, para levá-lo a tal situação? Foi mais uma falta de percepção do que estava fazendo que o levou a se meter na situação? Estava num ambiente estranho? (Por exemplo, depois de apenas duas semanas de aulas de dança, você decidiu prestar o concurso para o corpo de baile da sua cidade.) Ou ignorou ou deixou de perceber os sinais de atenção emitidos por você mesma ou por outras pessoas? (Ignorando, por exemplo, os sinais de seu corpo, ou as admoestações de seus amigos por estar bebendo em excesso.) Ou ainda tentou adivinhar o pensamento de outras pessoas, como o que estariam dizendo de mal pelas suas costas? (Achando, por exemplo, que seus colegas de aula de ginástica aeróbica devem estar achando-o gordo e fracote.)

Ao rememorar os acontecimentos, notou algum tipo de circunstância ou atitude por parte de outras pessoas que contribuiu para que se sentisse envergonhado?

Após refletir um pouco, Bobbi pensou em simplesmente pedir aos seus amigos que não lhe contassem nada que não gostassem que fosse sabido por outras pessoas. Esse novo comportamento deu resultados imediatos e Bobbi usou esse "intervalo", durante o qual ninguém lhe fez confidências, para treinar não contar algumas das coisas que sabia, até que pudesse desenvolver a capacidade de respeitar o segredo dos outros.

Crie a sua própria lista de comportamentos substitutivos que impedirão o sentimento de vergonha de surgir novamente — por exemplo, beber com moderação, em vez de ficar completamente bêbado; ou expressar sua preocupação com algo de maneira educada, em vez de ser grosseiro e gritar. Certifique-se de que pode adotar esses novos comportamentos. Como sabe que pode adotá-los?

Reflita se *vai* adotar os novos comportamentos. Veja a si próprio numa situação em que possa vir a se sentir envergonhado, semelhante à que deu início ao processo de mudança, desta vez reagindo com um novo comportamento. Mais uma vez, veja-se na mesma situação, só que vendo, ouvindo e sentindo o que quer sentir da próxima vez em que se vir num contexto semelhante. Faça as modificações necessárias e reveja a situação tantas vezes quantas necessárias, até ter certeza de que irá usar os novos comportamentos que escolheu para aquela situação.

Raiva

Quando a cera das velas queimadas até a metade caiu na toalha de mesa, Jane soprou a chama com raiva e acendeu a luz da sala. Ela tinha tido trabalho para preparar um jantar à luz de velas, seguido de uma noite romântica, e Steve estava mais uma vez atrasado. Quando ele finalmente chegou, quase foi jogado ao chão com a fúria do ataque de Jane. Finalmente, quando a poeira assentou, Jane ainda estava tremendo. Aliás, estavam os dois tremendo, e durante vários dias seu relacionamento ficou abalado. Ao pensar naquela terrível noite e nos tristes dias que a seguiram, Jane decidiu que nunca mais ia sentir aquele tipo de raiva furiosa. Ela decidiu procurar ajuda.

Ao avaliar os fatores que contribuíram para o seu acesso de raiva, uma das primeiras coisas que Jane percebeu foi que ela preparara uma refeição especial e fizera planos para a noite que dependiam de Steve chegar em casa a uma hora específica. Isso interagia — de maneira desfavorável, como vimos — com a segunda coisa de que se deu conta. Ela se esqueceu de perguntar a Steve a que horas ele iria realmente chegar em casa naquela noite. Em vez disso, ela simplesmente partiu do princípio de que ele estaria lá na hora que ela estaria esperando e querendo que ele estivesse. Ela também se deu conta de que se esqueceu do fato de que, quando Steve chegava atrasado, tinha sempre uma boa razão para isso. E, finalmente, ela reconheceu que o trabalho de Steve numa gráfica exigia que, ao iniciar um trabalho de impressão, tinha de ir até o final, qualquer que fosse o tempo que levasse.

Usando um exemplo pessoal de quando sentiu uma intensa raiva que deseja nunca mais sentir, examine o que o levou a sentir e continuar sentindo raiva e verifique se há algo que tenha ou não feito que contribuiu para o sentimento de raiva. Por exemplo, você estava com expectativas realistas? Considerou uma ofensa pessoal qualquer incidente que fosse? Deixou de aproveitar ou de criar uma oportunidade de ser claro a respeito de suas expectativas?

Revendo novamente os acontecimentos, que circunstâncias ou atitudes de outras pessoas influenciaram sua raiva?

Jane sabia que pouco podia fazer a respeito do trabalho de Steve; então decidiu que iria adotar comportamentos que incluíam o que ela podia fazer para evitar um novo acesso de raiva. O primeiro desses era chegar a um acordo com Steve para que ele lhe telefonasse quando fosse chegar tarde em casa. (Ele achava que, como ela sabia como funcionava o seu trabalho, não havia necessidade de telefonar.) Além disso, Jane decidiu não fazer planos que envolvessem ambos, sem antes ter certeza de que Steve chegaria em casa numa hora preestabelecida. E, por fim, Jane decidiu que, quando Steve estivesse atrasado, ela se lembraria de que "ele já teria chegado, se pudesse", pois sabia que isso era verdade.

Que novos comportamentos evitariam uma nova explosão de raiva? Reveja os dois últimos passos do procedimento para ter certeza de que pode e irá colocá-los em prática.

Incapacidade

Mesmo que ninguém da festa tivesse notado, Jim estava sofrendo. Por fora, ele se esforçava por sorrir, conversava um pouco quando abordado pelas outras pessoas e parecia estar gostando muito de passear sozinho pelo jardim. Por dentro, porém, Jim sentia-se tomado por um sentimento de incapacidade. Mesmo seu auto-exílio no jardim pouco ajudava a minorar o sofrimento, pois era uma prova de sua incapacidade de se relacionar com os outros. Ali, em pé no escuro, distante dos amigos, Jim decidiu que nunca mais queria sentir-se daquela maneira.

Ao pôr em prática o procedimento de prevenção, revendo os acontecidos daquela noite desagradável, Jim deu-se conta de que nada havia acontecido na festa que o fizesse sentir-se incapaz. Ele já conhecia a casa, suas roupas condiziam com a ocasião e até as pessoas que não conhecia antes eram simpáticas e calorosas. Ele percebeu que mesmo antes de chegar à festa, ele começara a imaginar que ia comportar-se de maneira desajeitada e, por isso, seria rejeitado pelos outros. Jim estava reagindo às imagens que criava dentro de sua cabeça, em vez da situação real da festa. A partir de então, Jim começou a prestar atenção às ocasiões em que criava as imagens internas. Sempre que isso acontecia, ele as transformava em outras imagens que o mostrassem como uma pessoa cheia de charme e receptivo, de quem as pessoas gostavam. O resultado foi que, em vez de criar um sentimento de incapacidade e se sentir assim, passou a exprimir confiança e bem-estar. E é claro que as outras pessoas passaram a reagir de acordo com sua nova atitude, dando a Jim provas indiscutíveis de sua capacidade como ser humano.

Talvez você se lembre de uma ocasião em que tenha se sentido incapaz. Para se sentir assim, é necessário agir de maneira condizente. Estava se comparando de maneira injusta a outras pessoas? (Talvez estivesse jogando tênis havia apenas um ano e ainda assim comparou seu desempenho com o de jogadores muito mais experientes.) Você tomou uma decisão sem usar o bom senso necessário? (Você ainda não terminou o segundo grau, não trabalha, nem sequer sabe um ofício e, quando sua namorada engravida, você decide que devem se casar.) Os objetivos que estabeleceu para si seriam pouco realistas? (Você acaba de ser contratado como executivo de uma empresa e decide que dali a dois anos ocupará a presidência.) Ignorou suas qualidades e potencialidades? (Está com medo de voltar a estudar, esquecendo-se de que na escola e na faculdade era um ótimo aluno.)

O procedimento de prevenção deve ser usado para lhe dar a compreensão, a experiência e os comportamentos que evitarão para sempre que volte a se sentir incapaz. Você merece.

O que temos até agora

Quando criança, talvez você tenha passado por um período em que tinha medo de ir para a cama por causa dos monstros que estavam dentro do guarda-roupa. Pelo menos, tinha de ter luz suficiente no quarto para mantê-los afastados. Durante um certo tempo, a hora de ir para a cama era um momento perigoso. Os adultos também têm seus monstros emocionais, que saem do guarda-roupa e se instalam naquela pessoa que nos faz sentir envergonhados, ou naquele colega cuja mania de falar mal dos outros nos faz ter acessos de fúria ou ainda naquele amigo que sempre nos humilha quando fica bêbado.

Agora há uma maneira de afastar para sempre esses monstros, um procedimento capaz de evitar que experiências emocionais profundamente desagradáveis voltem a se repetir. O procedimento de Prevenção deve ser aplicado quando os benefícios de uma emoção não valem o fardo causado por ela.

O procedimento de Prevenção cria um esquema de autoproteção. Essa forma de proteção de emoções muito desagradáveis cria uma sensação de segurança, pois os monstros deixarão de se esconder nos armários, à espreita de um momento para saltar em cima de nossas emoções. A partir da autocompreensão e do autocontrole, passamos a ter mais confiança em nossa capacidade de nos movimentarmos com mais segurança no dia-a-dia, conhecendo melhor o mundo em que vivemos.

Como seria o mundo se todos nós fôssemos capazes de evitar cair nas garras dos nossos monstros emocionais? As pessoas sem dúvida seriam mais felizes. Porém, o mais importante é que teríamos mais autoconfiança e segurança, testando as várias situações e sabendo que uma má experiência não precisa necessariamente ser repetida indefinidamente. Ao saber disso, adquirimos a coragem de levar adiante nossas experiências pessoais e descobrir novas situações, o que em outras circunstâncias não nos teria sido permitido fazer.

12 Expectativa

Com certeza você não ganha seu pão de cada dia da mesma forma que seus pais o fizeram. Se for uma mulher, é bem provável que trabalhe fora de casa e seja uma profissional. Talvez more em uma cidade bem distante daquela em que foi criada. Quando há eleições, é bem provável que exerça seu direito de voto. E, em algum ponto de sua vida profissional, deve ter mudado de emprego, ou voltado aos bancos universitários para fazer uma pós-graduação ou se preparar para exercer uma nova profissão. É também provável que tenha pensado em se divorciar por não estar se dando bem com o marido. E, com certeza, você acha normal toda a liberdade de escolha que tem.

Até hoje, existem lugares no mundo em que essa liberdade de escolha é desconhecida. Se viajarmos alguns séculos para trás na história, descobriremos que houve um tempo em que em *nenhum* lugar no mundo havia liberdade de escolha. Na Europa feudal, por exemplo, se você fosse filho homem de um caldeireiro, você tinha de seguir o mesmo ofício. Se seu pai fosse um nobre, você também seria nobre. Se ele fosse mendigo, você seria como ele. Claro que o mendigo e o caldeireiro sonhavam em ser nobres e quem sabe o nobre ocasionalmente desejava trocar sua roupa de rendas por uma de couro, mas ninguém levava esses desejos a sério. Eram apenas sonhos, nada mais, e todos sabiam disso. As mulheres estavam num barco parecido, mas muito menor, pois, quer tivessem nascido pobres ou ricas, estavam destinadas a ter filhos e a cuidar de casas.

Se olharmos a maneira como os seres humanos viveram desde que foram organizadas as primeiras sociedades, veremos que, em sua maioria, nossos bilhões de ancestrais cresceram, envelheceram e morreram muito perto do local onde nasceram. Nunca lhes ocorreu agir de forma diferente. Eles seguiam os passos dos pais, vivendo como eles haviam vivido, trabalhando como eles, acreditando no que eles acreditavam. Nunca lhes ocorreu agir de forma diferente. As leis da terra estavam nas mãos de uns poucos escolhidos. Todas as outras pessoas eram essencialmente servos, não dedicados, porém *resignados* a obedecer aos seus senhores. E, mais uma vez, nunca lhes ocorreu agir de forma diferente. Através da longa história da humanidade, a vida das pessoas simplesmente acontecia *a* eles.

Depois surgiu a América, com sua Declaração de Independência, sua Carta de Direitos Civis e sua Constituição e a idéia de que os indivíduos eram responsáveis por seus destinos. Quer seja por acidente, orientação divina ou inspiração humana, o fato é que a América colonial alimentou a idéia de que cada pessoa é livre para fazer de sua vida o que bem entendesse. Pela primeira vez, o controle da nossa vida virou um pressuposto *social*. Claro que esse pressuposto não aconteceu completamente de uma só vez — foram necessárias as emendas números 13, 15 e 19 à Constituição para legalizar a autodeterminação das minorias e das mulheres — e ainda existem muitas pessoas que acham mais fácil serem servas, ou suas "próprias" servas, em vez de poderem escolher outra coisa. Mas, hoje em dia, pelo menos, a idéia existe, universal e indelével. Mesmo que alguém decida viver como seus pais o fizeram, não poderá mais achar que *tinha* de ser assim. Porém, se a pessoa seguir os passos dos pais, é porque decidiu fazê-lo.

Agora nós partimos do princípio de que somos livres para escolher nosso trabalho ou profissão, para enriquecermos se quisermos, livres para escolher com quem casar e nos separarmos se o relacionamento for insatisfatório, livres para viver onde quisermos, escolher nossos governantes, e assim por diante. Poucos seres humanos jamais controlaram seus destinos da maneira como o fazemos agora nos Estados Unidos da América. Com a televisão e o cinema como nossos embaixadores, a idéia do que é certo e a capacidade de escolher continua a se espalhar pelo mundo.

Entretanto, a liberdade de escolha engloba apenas fatores externos como o emprego, a política, relacionamentos, e assim por diante. A maioria das pessoas vive um relacionamento feudal com suas emoções. Elas são algo que simplesmente acontece. Da mesma forma que o caldeireiro talvez desejasse ser banqueiro, a pessoa ciumenta deseja ardentemente sentir confiança, a pessoa entediada quer sentir empolgação e uma pessoa solitária quer sentir-se ligada a alguma coisa. Mas são apenas desejos. Sonhos. Eles ocupam nossos pensamentos, mas pouco pode ser feito para transformá-los em realidade.

Mas o caldeireiro estava errado. Não há, e nunca houve, nada inerente no homem que o fizesse ser banqueiro, enquanto outro devesse ser caldeireiro, mendigo ou advogado. Tendo oportunidade de aprender, a mente de um caldeireiro é capaz de perceber a diferença entre os lados esquerdo e direito de um balcão de banco, assim como as mãos de um banqueiro são capazes de usar um martelo para uniformizar uma travessa de cobre. Que a profundidade e o escopo da nossa vida sejam determinados pelas circunstâncias do nosso nascimento é um ponto de vista geneticista e uma atitude *a priori* que, caso aceita, automaticamente limita o que poderíamos considerar possível em termos de mudança.

O sonhador ciumento, o entediado e o solitário que desejam sentir confiança, empolgação e ligação também estão errados. Ao aceitarem a orientação "genética" das emoções, eles criaram para si mesmos barreiras vivenciais imaginárias. Se essas pessoas quisessem empurrar uma dessas barreiras, veriam que elas desapareceriam. Mas elas parecem reais e sempre terem estado onde se encontram. Por isso nem passa pela cabeça da maioria das pessoas testá-las. Ou, se alguma vez já pensaram nisso, não sabem como fazê-lo.

O *Refém Emocional* é um guia, um manual para testar o vigor e o mérito dessas barreiras emocionais. Começamos nossas explorações pelo reconhecimento de que as emoções têm estruturas em termos de percepções e processos mentais (os "componentes"), e essas estruturas têm tudo a ver com a criação e a manutenção das emoções sentidas em um determinado momento. Nosso próximo passo foi o de examinar os componentes da estrutura das emoções, para descobrir como o passado, o presente e o futuro, o senso de envolvimento, os critérios, e assim por diante, fornecem a urdidura e a trama com as quais são tecidas nossas experiências emocionais.

Porém, ser livre para escolher nossas emoções significa mais que simplesmente passar de um sentimento a outro. Mudanças de emoção devem ser feitas e adequadas para a situação em que nos encontramos e os objetivos que desejamos alcançar. Assim, levamos em consideração o relacionamento entre as emoções e os contextos nos quais elas ocorrem. Descobrimos que há uma conveniência da experiência emocional que não é absoluta, mas depende de quem a pessoa é, das suas necessidades e do contexto em que se encontra. Com essa idéia em mente, estávamos prontos para estabelecer a seleção adequada de emoções para novos contextos ("Antes"), para contextos atuais ("Durante") e para contextos repetidos ("Depois").

Se dúvida, a melhor escolha não passa de um sonho, a não ser que seja colocada em prática. Assim, passamos a examinar várias formas de ter acesso a emoções, como a *recuperação das emoções*, a *auto-ancoragem* e a *eliminação da relação de causa e efeito*. Também dentre essas técnicas encontra-se a da *remodelagem*, que é próxima do núcleo da escolha emocional graças ao uso direto do fato de que nossas emoções são a experiência simultânea de alguns conjuntos de componentes.

Mas, ainda assim, uma coisa é falar; outra, ser entendido. As emoções são um aspecto fundamental e profundo da pessoa. A única maneira de mostrar aos outros quem somos e o que está acontecendo conosco é através do comportamento expressivo. Portanto, exploramos a expressão emocional, que é a ligação entre nós e o resto do mundo.

Passamos então para o campo negro das emoções monstruosas, aquelas sobre as quais parecemos não ter o mínimo controle, e aprendemos a desfazê-las e desarmá-las e, se necessário, evitá-las.

E agora você também sabe como agir. Talvez ainda não entenda completamente os conceitos, as distinções e os procedimentos, mas são pequenos obstáculos que com um pouco de raciocínio e prática logo estarão superados. O maior obstáculo de todos já foi vencido. Se olhar para trás ainda poderá vê-lo. Trata-se daquele que afirmava que as emoções simplesmente aparecem. O que vem pela frente agora é a felicidade de sentir o que desejamos sentir, a satisfação de ser congruente, de nos expressarmos de maneira que os outros nos entendam e a liberdade de determinar nosso próprio destino emocional.

Podemos estender a mão e, com um simples toque, dissolver nossas próprias barreiras emocionais. Entretanto, ainda existem caldeireiros, banqueiros e mendigos emocionais, querendo mais, porém tentando agir com o que têm. Mas estamos convencidos de que, se todos pudessem desfrutar a experiência de ter liberdade de escolha emocional, o nível de comunicação e satisfação pessoal provocaria uma era de compreensão, tolerância e cooperação que iria ultrapassar todas as experiências anteriores de coexistência pacífica e iluminada. Dedicamos tanta energia a tratar de nossos sentimentos desagradáveis e inadequados e a combater as ilusórias expressões de outras pessoas que, caso abandonássemos esses fardos, ficaríamos mais livres para voltar nossa atenção de maneira cooperativa e congruente para tornar o presente e o futuro mais parecido com o que desejamos que sejam. Para que possamos atingir nosso objetivo, esperamos e confiamos que as idéias e tecnologias pessoais apresentadas neste livro não serão esquecidas numa estante empoeirada, mas encontrarão seu caminho nas mãos de todo caldeireiro que, ao se olhar no espelho, vir refletido um banqueiro sorrindo.

Resumo dos procedimentos

Capítulo 3: As emoções são a fonte

As emoções são nossas reações subjetivas em um dado momento.

As emoções são distintas das sensações corporais que podem estar acontecendo simultaneamente.

As emoções são distintas dos comportamentos que ajudam a criar.

As emoções são distintas dos julgamentos de valor que emitimos a seu respeito.

AS QUATRO HABILIDADES DA ESCOLHA EMOCIONAL

Colocação	A capacidade de reagir às situações cotidianas com emoções que sejam adequadas e úteis.
Expressão	A capacidade de escolher como expressar essas emoções.
Emprego	A capacidade de usar estados emocionais desagradáveis para gerar comportamentos úteis e emoções agradáveis.
Prevenção	A capacidade de evitar sentir algumas emoções opressoras e imobilizadoras.

Capítulo 4: A estrutura das emoções

As emoções têm uma estrutura.

Conhecendo essa estrutura, podemos agir de forma adequada.

Conhecendo essa estrutura, podemos mudar as emoções.

Conhecendo essa estrutura, temos acesso a todas as emoções.

Capítulo 5: As peças do quebra-cabeça

Os componentes das emoções

Referência temporal
Modalidade
Envolvimento
Intensidade
Comparação
Ritmo
Critérios
Abrangência do segmento

Capítulo 6: Como direcionar as emoções

Colocação → *Orientação Seleção Acesso*
Expressão
Emprego
Prevenção

Procedimento para direcionar as emoções:

1. Identificar uma situação familiar. Imagine-se naquela situação, clara e detalhadamente. O que está vendo? O que está ouvindo?
2. Após criar a cena, escolha uma emoção. Imagine-se sentindo essa emoção dentro da situação familiar, para descobrir sua reação. A pergunta a seguir pode ser usada em sua pesquisa:
Se estiver sentindo ___(emoção)___ nessa situação, quais serão as conseqüências?
3. Depois de examinar profundamente sua reação, escolha outra emoção e imagine-se sentindo-a no mesmo contexto. Observe como sua reação à situação modifica, segundo a nova emoção.
4. Mantendo a mesma situação, examine todas as emoções que desejar, observando as diferenças de reação.

Capítulo 7: Como selecionar as emoções

O procedimento de seleção "Depois"

1. Identifique uma experiência que considera insatisfatória devido a sentimentos e/ou comportamento que teve na ocasião. Avalie o que aconte-

ceu em termos de "O que estava acontecendo?" e "Aonde eu estava querendo chegar?" (As respostas a essas perguntas podem incluir emoções, comportamentos e objetivos.)

2. Especifique a maneira como gostaria de ter-se comportado.

3. Procure identificar a emoção necessária para gerar o comportamento desejado.

4. Após descobrir a emoção que poderia tê-lo ajudado a se comportar da maneira desejada, imagine o mesmo tipo de situação no futuro e, mantendo a emoção escolhida, imagine de que maneira ela afetaria sua experiência e comportamento. Lembre-se de levar em consideração a reação das outras pessoas, a preservação de seu bem-estar e a eficiência em alcançar o objetivo desejado. Se a emoção escolhida lhe parecer inadequada ou insuficiente, volte ao item 3 e escolha outra emoção ou acrescente uma segunda à escolhida.

5. Se a emoção escolhida satisfizer o objetivo que deseja atingir naquela situação, sinta-a realmente, para que da próxima vez que se encontrar na mesma situação possa sentir-se da maneira desejada.

O procedimento de seleção "Durante"

1. Quando tiver consciência de que sua experiência atual é de certa forma insatisfatória, identifique como está se sentindo e se comportando nessa situação.

2. Respire fundo e "saia de dentro de si mesmo". (Imagine-se dentro da situação, como se fosse um mero espectador.) Desse ponto de vista imparcial pergunte-se: "O que eu quero? Qual o meu objetivo neste momento?"

3. Selecione um ou mais sentimentos que seriam mais úteis para alcançar o que deseja.

4. Identifique os comportamentos que constituem as conseqüências naturais da emoção que quer sentir. Quais os comportamentos que tem naturalmente quando sente aquela emoção? Esses comportamentos serão úteis para conseguir o que deseja? Se a resposta for negativa, volte ao item 3 e escolha uma emoção diferente, mais adequada para a ocasião.

5. Imagine-se sentindo a emoção escolhida e pense no desenrolar dos acontecimentos ao se sentir daquela maneira. Inclua em suas considerações a reação das outras pessoas, a preservação de seu bem-estar e sua eficácia em atingir os objetivos desejados. Se a emoção escolhida não for suficiente para satisfazer suas necessidades, volte ao item 3 e acrescente outras emoções que considere apropriadas.

6. Proponha-se ter acesso à emoção (ou emoções) que deseja ter na situação atual.

Procedimento de seleção "Antes"

1. Descreva a situação, incluindo de maneira específica o que já conhece e o que é novo e diferente.

2. Pense no que deseja obter nessa situação, mesmo que seja apenas se divertir, ser prestativo ou se proteger.

3. Decida o que quer sentir nessa situação.

4. Identifique os comportamentos que sejam conseqüências naturais da emoção que gostaria de sentir nessa situação. Isto é, que comportamentos adota ao sentir essa emoção?
Esses comportamentos são os que deseja para a ocasião? São eles compatíveis com os resultados estabelecidos para a situação? Se a resposta for negativa, volte ao item 3 e escolha outra emoção que gostaria de sentir nessa ocasião.

5. Imagine-se na situação sentindo a emoção escolhida, e avalie o possível desenrolar dos acontecimentos. Inclua em suas considerações a reação das outras pessoas, a preservação do seu bem-estar e sua eficácia em atingir os objetivos desejados. Se a emoção escolhida não for suficiente para satisfazer suas necessidades, volte ao item 3 e acrescente outras emoções que considere apropriadas.

6. Tenha acesso à emoção (ou emoções) que deseja na situação atual.

Capítulo 8: Como ter acesso às emoções

Os quatro métodos para sentir uma emoção são: recuperação das emoções, auto-ancoragem, eliminação da relação de causa e efeito e remodelagem.

É possível "recuperar" uma emoção a partir de:

Uma lembrança
Uma fantasia
Mudando a postura corporal
Redirecionando a atenção
Mudando a referência temporal
Mudando a intensidade
Mudando o ritmo
Mudando o envolvimento
Mudando os critérios

Mudando a abrangência do segmento
Procurando o que está ausente ou o que está presente

Procedimento para recuperar emoções:

1. Especifique o que deseja sentir. Essa informação pode ser estabelecida a partir de um dos procedimentos de "seleção".

2. Pergunte-se: "O que posso fazer aqui e agora (ou lá e depois) para sentir essa emoção?"

3. Examine sua história pessoal e identifique o que já deu certo, para você ou um conhecido seu, para conseguir sentir a emoção desejada.

4. Escolha formas que lhe pareçam mais apropriadas.

5. Faça o que deve ser feito. Se o resultado não for satisfatório, volte aos itens 3 e 4 e escolha outras maneiras de sentir a emoção.

Procedimento de auto-ancoragem:

1. Identifique o sentimento que deseja ter.

2. Lembre-se de uma ocasião em que sentiu plenamente aquela emoção. Após identificar a lembrança, junte levemente as mãos (ou use qualquer outro sinal discreto, como segurar o lóbulo da orelha com o polegar e o indicador ou tocar a lateral da narina).

3. Aprofunde a lembrança, vendo o que viu, ouvindo o que ouviu e, mais importante de tudo, sentindo o que sentiu na ocasião.

4. Após mergulhar na emoção desejada, aumente delicadamente a pressão do toque, continuando a sentir profundamente a emoção. Isso faz com que o toque das mãos, ou outro sinal qualquer, seja registrado como âncora para a sensação.

5. Mantendo a pressão do toque, reoriente-se para o presente, trazendo de volta consigo a emoção. Se ao voltar a atenção ao presente a emoção diminuir, volte às etapas 3 e 4 e tente novamente acesso à lembrança e repita a ancoragem.

6. Solte as mãos e desfrute a sensação. Se ela diminuir de intensidade, faça novamente o toque para ter novamente acesso à emoção. Isso deve ser feito até que seja possível ter acesso à emoção usando a âncora pessoal e mantê-la durante algum tempo, após liberar a âncora.

7. Mais tarde, teste a âncora novamente, juntando as mãos, ou repetindo o toque escolhido. Se a âncora não permitir o acesso à emoção desejada, refaça todas as etapas da técnica, de forma a intensificar a lembrança o máximo que puder, acrescentando outras reminiscências, se necessário.

Procedimento para anular relações de causa e efeito:

1. Identificar a causa da emoção desagradável ou inadequada.

2. Escolher uma maneira de anular o efeito dessa causa seja (a) modificando o seu ponto de vista, passando a olhar para a situação a partir do futuro, ou como se fora outra pessoa, ou (b) passando a prestar atenção a outro estímulo, ou ainda (c) saindo literalmente do lugar onde se encontra.

3. Sair da situação da maneira que achar mais conveniente. Se ainda se sentir mal, volte à etapa 2 e escolha uma outra forma, talvez mais drástica, de anular a relação de causa e efeito.

4. Se desejar, depois de anular o efeito do estímulo, passe ao procedimento "Durante" ou a outras abordagens de acesso.

Exercício para tentar remodelar emoções:

1. Identificar a emoção sentida.

2. Identificar os componentes importantes da emoção, perguntando-se: "Como sei que estou sentindo *(a emoção)*, em vez de outra emoção qualquer?"
   Em outras palavras, ao examinar a referência temporal, o ritmo, a modalidade, o grau de envolvimento, os critérios de comparação e equiparação e abrangência do segmento, o que parece mais importante na composição da emoção?

3. Modificar um dos componentes identificados como importante de uma maneira quantitativa ou qualitativa.

4. Observar de que forma as emoções mudam como resultado das mudanças feitas em um ou vários dos componentes da emoção.

Procedimento para remodelar emoções:

1. Conscientizar-se dos componentes importantes da emoção indesejada.

2. Modificar as qualidades desses componentes, um de cada vez.

3. Avaliar se a mudança permite ter acesso à emoção desejada.

4. Continuar a modificar os componentes importantes da emoção indesejada, até obter a emoção desejada.

Capítulo 9: Como expressar as emoções

Procedimento de expressão:

1. Identificar a emoção que vem sendo expressa de maneira insatisfatória.
2. Identificar o que deseja atingir ao expressar essa emoção.
3. Criar pelo menos cinco maneiras de expressar a emoção. Para tanto, podem-se usar as experiências anteriores e exemplos de comportamentos de outras pessoas, assim como criar novas possibilidades.
4. Para cada uma dessas possibilidades, passar um "filme" no qual a pessoa se observa sentindo e demonstrando a emoção adequada. Determinar o tipo de emoção (ou emoções) mais adequado, em relação ao objetivo desejado. Se nenhuma das possibilidades apresentadas parecer útil ou adequada, voltar à etapa anterior e criar outras possibilidades.
5. A partir da expressão (ou expressões) escolhida, repassar o filme, desta vez aperfeiçoando o comportamento, e verificar se ele é adequado para os objetivos a serem atingidos naquela situação.
6. Volte a "entrar" no filme, *sinta* a emoção e imagine, da melhor forma que puder, como será expressá-la daquela maneira.
7. Identificar uma situação futura em que gostaria de sentir a emoção. Imaginar-se dentro da situação, sentindo a emoção e expressando-a da maneira escolhida.
8. Repita a etapa 7 pelo menos em duas situações diferentes, fazendo os ajustes necessários de comportamento. Se notar que existem contextos em que a sua nova forma de expressão não seja adequada, refaça a seqüência, começando da etapa 2, para cada contexto diferente.

Capítulo 10: Como utilizar as emoções

O padrão básico latente em todas as correntes geradoras:

Emoção inicial
  Respeito/gratidão
    Curiosidade
      Tranqüilidade
        Confiança

Corrente geradora para "Arrependimento"

1. Reconhecer que sente arrependimento.
2. Sentir respeito e gratidão quanto ao sentimento de arrependimento como sendo um sinal de que precisa fazer algo para ter certeza de que não repetirá o mesmo erro no futuro.

3. Com curiosidade, avaliar o erro, prestando atenção ao que poderia ser feito para evitá-lo.

4. Lembrar-se de erros passados (que causaram arrependimento) que se desfizeram assim que soube o que fazer. Usar esses exemplos como base para se sentir mais tranqüilo.

5. Imaginar uma situação no futuro em que tenha identificado o que poderia ter sido feito na situação da qual se arrepende. Lembrar-se de maneira forte o suficiente para que esse futuro seja tão vigoroso que lhe dê a confiança necessária para torná-lo real.

Cadeia geradora para a "Frustração"

1. Reconhecer que se sente frustrado em relação a uma situação qualquer.

2. Sentir respeito e gratidão quanto ao sentimento de frustração como sendo um sinal de que precisa fazer algo diferente, em termos de aprendizado, mudança de perspectiva, modificação das expectativas ou mundança de comportamento.

3. Com curiosidade, avaliar se o objetivo vale a pena ainda ser perseguido. Se não o for, deixar de lado o objetivo e estabelecer outros. Se o for, passar à etapa seguinte.

4. Rever experiências passadas que foram modificadas a partir da mudança de abordagem. Sentir-se tranqüilo pelo fato de já haver eliminado obstáculos anteriores.

5. Imaginar-se no futuro, reagindo a situações frustrantes a partir de uma mudança de ponto de vista, tendo atingido o objetivo desejado, sentindo-se confiante de que é capaz de fazer o que deve ser feito.

Cadeia geradora para a "Ansiedade"

1. Reconhecer que está se sentindo ansioso.

2. Lembrar-se de que a ansiedade é um sinal de que há algo no futuro para o qual precisa estar mais bem preparado e sentir respeito e reconhecimento pela emoção como um aviso importante.

3. Com curiosidade, avaliar o que precisa fazer para se preparar melhor. Talvez precise obter informações para imaginar melhor o futuro, aprimorar ou adquirir certas capacidades ou criar um objetivo formulado de maneira positiva.

4. Lembrar-se de exemplos do passado quando fez o necessário para enfrentar um futuro desafio ou ameaça, sentindo tranqüilidade ao recordar essas experiências.

5. Imaginar-se no futuro, preparando-se para enfrentar o desafio ou ameaça, "ensaiando" até que sinta confiança em sua capacidade de fazer o que deve ser feito.

Cadeia geradora para o "Desânimo"

1. Reconhecer que está desalentado.
2. Sentir respeito e gratidão quanto ao sentimento de desalento como sinal de que está na hora de abandonar um objetivo que não conseguiu de maneira alguma atingir.
3. Com curiosidade, avaliar se há algo que ainda possa ser feito. Se a resposta for positiva, passar a se sentir frustrado como um primeiro passo para se sentir desafiado e determinado e em seguida gerar formas alternativas de tentar conseguir o que deseja. Se a resposta for negativa, passar à etapa seguinte.
4. Lembrar-se de exemplos anteriores de quando abandonou certas metas, muito ou pouco importantes, libertando-se para se concentrar em outros objetivos. Reunir bastantes exemplos para sentir que é capaz de se libertar.
5. Imaginar-se no futuro, abandonando metas que não pode atingir, sentindo-se confiante em sua capacidade de fazer o que deve ser feito.

Cadeia geradora para o "Paralisado"

1. Reconhecer que se sente paralisado.
2. Reconhecer que precisa criar outras opções para si mesmo nessa situação e sentir respeito e reconhecimento da importância do sinal que criou para si mesmo.
3. Com curiosidade, avaliar as atitudes que o têm aprisionado enquanto tentava atingir seu objetivo.
4. Lembrar-se dos exemplos anteriores em que se sentiu paralisado e das formas como modificou sua maneira de pensar a respeito da situação, para criar novas opções. Ter confiança em sua capacidade de fazer o que deve ser feito.
5. Imaginar-se no futuro, sentindo-se paralisado e depois criando novas opções que lhe possibilitem progredir. Repetir essas imagens e torná-las tão nítidas até que se sinta confiante de que é capaz de gerar novas opções sempre que se sentir paralisado.

Cadeia geradora para a "Raiva"

1. Reconhecer que está com raiva.
2. Sentir respeito e gratidão quanto ao sentimento de raiva, como sendo um sinal importante de que alguém (possivelmente você) violou um padrão que lhe é caro.
3. Com curiosidade, avaliar o que pode ser feito no futuro para impedir que seus padrões sejam violados e de que forma poderia reagir quando

isso acontecer, apesar de todos os seus esforços. Se não souber o que fazer, informar-se com pessoas que parecem capazes de reagir de maneira favorável em uma dessas situações que provocam raiva.

4. Lembrar-se de exemplos anteriores em que conseguiu impedir ou reagiu de maneira útil a uma violação dos seus padrões e sentir-se tranqüilizado com o fato de ser capaz de fazê-lo novamente.

5. (a) Imaginar-se no futuro, tendo um dos seus padrões violados e ver-se fazendo algo para impedir que isso aconteça. Repetir essas imagens até sentir-se confiante em sua capacidade de reagir da maneira que mais lhe agradar.

(b) Pode ser que, apesar de seus esforços, não consiga impedir que outras pessoas violem seus padrões. Portanto, deverá imaginar também os seus padrões sendo violados de qualquer jeito e como poderia reagir de forma mais adequada. (Talvez seja necessário ler os procedimentos sobre a contextualização e modos de acesso a emoções.) Mais uma vez, repita essas imagens até sentir-se confiante de que irá reagir de uma maneira mais satisfatória e eficiente.

Cadeia geradora para a "Culpa"

1. Reconhecer que está se sentindo culpado em uma situação específica.

2. Sentir respeito e gratidão quando o sentimento de culpa é um sinal de que você violou um padrão pessoal seu e que precisa ter certeza de que não mais o fará no futuro.

3. Com curiosidade, avaliar se o padrão que foi violado vale a pena ser mantido. Se não o for, você poderá atualizá-lo, substituí-lo ou abandoná-lo.

4. Lembrar-se de exemplos anteriores em que viveu de acordo com seus padrões pessoais, mesmo que tenha sido difícil fazê-lo. Ao reunir esses exemplos, sentir-se confiante de que será capaz de viver de acordo com seus padrões pessoais.

5. Imaginar-se no futuro, vivendo de acordo com seus padrões, em situações que serão uma espécie de teste, e sentir-se confiante de que será capaz de fazê-lo.

Cadeia geradora para a "Desapontamento"

1. Reconhecer que está se sentindo decepcionado.

2. Sentir respeito e gratidão quanto ao sentimento de decepção e de que ele é um sinal de que precisa reavaliar seus objetivos.

3. Com curiosidade, avaliar se o que desejava e não obteve ainda é importante. Se for o caso, passar para a etapa 4(a). Se o que desejava e não

conseguiu deixar de ser importante, examinar o que seria mais conveniente nessas circunstâncias e passar à etapa 4(b).

4. (a) Se o que desejava ainda é importante, lembrar-se de exemplos anteriores em que insistiu naquilo que queria, até achar uma maneira de consegui-lo, e sinta a capacidade de que poderá obter o que quer.

    (b) Se for melhor criar outros objetivos, lembrar-se de exemplos anteriores em que modificou seus objetivos e conseguiu finalmente aquilo que queria, sentindo-se tranqüilo e sabendo que poderá obter o que quer.

5. Imaginar-se no futuro, fazendo o necessário para conseguir o que deseja. Repetir essas imagens, acrescentando detalhes nítidos até sentir-se confiante a respeito do futuro.

Cadeia geradora para a "Solidão"

1. Reconhecer que está se sentindo "solitário".
2. Sentir respeito e gratidão quanto ao sentimento de solidão como sendo um sinal de que precisa ter um tipo especial de contato ou ligação com outra pessoa.
3. Com curiosidade, avaliar que tipo de contato deseja e com quem.
4. Lembrar-se de exemplos anteriores em que *você* tomou a iniciativa de entrar em contato com alguém e sinta tranqüilidade por ser capaz de entrar em contato com outras pessoas.
5. Imaginar-se no futuro entrando em contato com outras pessoas com quem deseja falar, e repetir essas imagens com nitidez até sentir-se capaz de agir dessa maneira.

Cadeia geradora para o "Ciúme"

1. Reconhecer que está com ciúme.
2. Sentir respeito e gratidão quanto ao sentimento de ciúme como sendo um sinal de que precisa cuidar mais do seu bem-estar emocional.
3. Com curiosidade, avaliar se seu bem-estar está realmente ameaçado. Se não for o caso, passe a apreciar o fato de que seu companheiro está se divertindo com outras pessoas. Mas, caso seja necessário, passe para as etapas 4 e 5.
4. Lembrar-se de exemplos anteriores em que cuidou bem de si mesmo, em número suficiente para que sinta tranqüilidade de que é capaz de fazer o necessário para manter seu bem-estar.
5. Imaginar-se no futuro, cuidando bem de si mesmo em situações nas quais exista uma ameaça real ao seu bem-estar. Criar imagens bem nítidas para se sentir confiante.

Capítulo 11: Prevenção

O procedimento da prevenção:

1. Identificar a emoção que está sentindo, certificando-se de que não deseja mais senti-la nas mesmas circunstâncias.

2. Rever os acontecimentos que o levaram a sentir a emoção naquele momento específico e identificar o que fez, se for o caso, para que se sentisse assim. Examinar seu comportamento de, pelo menos, dois pontos de vista diferentes — o seu e o de outra pessoa.

3. Rever novamente o que aconteceu, identificando as causas externas, se existirem (as circunstâncias, o comportamento das outras pessoas presentes etc.), que contribuíram para sentir aquela emoção.

4. Reunir o que deduziu das duas etapas anteriores e criar novos comportamentos (correções) que o impeçam de sentir aquela emoção em situações idênticas.

5. Certificar-se de que você *pode* encontrar comportamentos que substituam os anteriores, a partir de exemplos pessoais, em outros tipos de situação. Também é possível ter certeza de que poderá ter outros comportamentos a partir de exemplos de outras pessoas — *sabendo* que é capaz de gerar esses novos comportamentos. Se não encontrar exemplos pessoais ou de outras pessoas sobre comportamentos diferentes, volte à etapa 4 e crie comportamentos mais simples ou mais conhecidos. (Caso não existam comportamentos de que necessita em sua experiência pessoal e sejam indispensáveis para que obtenha o resultado desejado, será necessário aprendê-los antes de ser capaz de evitar uma repetição da situação que gerou a emoção.) Para verificar se está agindo com propriedade, fazer a seguinte pergunta: Como sabe que *pode* adotar os comportamentos substitutivos de que necessita?

6. Está *disposto* a ter outro tipo de comportamento? Sua determinação é bastante forte? Imagine-se vendo a si próprio tendo o tipo de comportamento desejado.

7. Em seguida, reveja essas imagens, desta vez do ponto de vista *interno*, vendo o que veria com seus olhos se estivesse dentro do contexto, ouvindo o que ouviria e sentindo o que sentiria, caso estivesse lá. Certifique-se de que esse "filme" interno é nítido e detalhado. Como teste, faça a si mesmo a seguinte pergunta: Como sei que terei esse comportamento? (Lembre-se de que não estará pensando no que fazer quando se encontrar na situação, mas o que fazer para impedir que sinta aquela emoção.)

Bibliografia

Cameron-Bandler, Leslie. *Soluções: antídotos práticos para problemas sexuais e de relacionamento*. São Paulo: Summus, 1991.
Cameron-Bandler, Leslie; Gordon, David; e Lebeau, Michael. *Know-How: como programar melhor o seu futuro*. São Paulo: Summus, 1991.
Cameron-Bandler, Leslie; Gordon, David; e Lebeau, Michael. *O método EMPRINT: um guia para reproduzir a competência*. São Paulo: Summus, 1992.
Cousins, Norman. *Anatomy of an Illness*. Nova York: Bantam Books, 1980.
_____. *The Healing Heart*. Nova York: W.W. Norton & Co., 1983.
Darwin, Charles. *The Expression of the Emotions in Man and Animals*. Chicago, IL: The University of Chicago Press, 1965.
Eliot, Robert S. and Breo, Dennis L. *Is It Worth Dying For?* Nova York: Bantam Books, 1984.
Enright, John. *Therapy Without Resistance*. Tiburon, CA: Enright Press, 1980.
Gould, Stephen Jay. *The Mismeasure of Man*. Nova York: W.W. Norton & Co., 1981.
Hall, Edward T. *The Silent Language*. Garden City, NY: Doubleday & Co., 1959.
_____. *The Hidden Dimension*. Garden City, NY: Doubleday & Co., 1966.
_____. *Beyond Culture*. Garden City, NY: Anchor Press/Doubleday, 1976.
_____. *The Dance of Life*. Garden City, NY: Anchor Press/Doubleday, 1983.
Hofstadter, Douglas R. *Godel, Escher, Bach: An Eternal Golden Braid*. Nova York: Vintage Books, 1979.
Kuhn, Thomas S. *The Struture of Scientific Revolutions*. Chicago, IL: The University of Chicago Press, 1970.

Lynch, James J. *The Language of the Heart*. Nova York: Basic Books, 1985.
Mandler, G. *Mind and Emotion*. Melbourne, FL: Kreiger, 1982.
Miller, George A.; Galanter, Eugene; and Pribram, Karl. *Plans and the Structure of Behavior*. Nova York: Holt, Rinehart and Winston, 1960.
Newell, Allen and Simon, Herbert A. *Human Problem Solving*. Englewood Cliffs, NJ: Prentice-Hall, 1972.
Ornstein, Robert E. *The Psychology of Consciousness*. Nova York: Harcourt Brace Jovanovich, 1977.
Plutchik, R. and Kellerman, H., eds. *Theories of Emotion*, vol. 1 of *Emotion: Theory, Research, and Experience*. Nova York: Academic Press, 1980.
Polya, George. *Patterns of Plausible Inference*. Princeton, NJ: Princeton University Press, 1954.
Pribram, Karl. *Languages of the Brain*. Englewood Cliffs, NJ: Prentice-Hall, 1971.
Watzlawick, Paul; Beavin, Janet Helmick; and Jackson, Don D. *Pragmatics of Human Communication*. Nova York: W.W. Norton & Co., 1967.

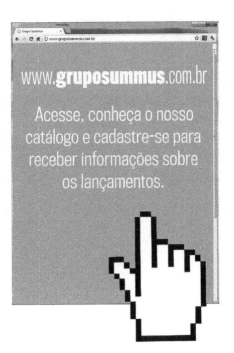